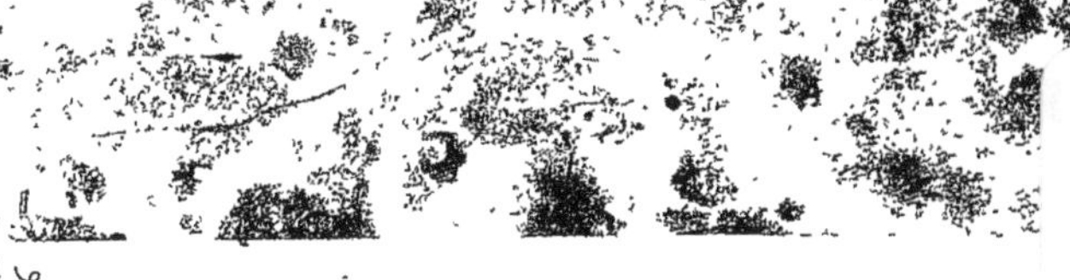

RAPPORT

SUR

DEUX MÉMOIRES DU DOCTEUR PRAVAZ,

RELATIFS AUX CAUSES ET AU TRAITEMENT

DES LUXATIONS CONGÉNITALES DU FÉMUR,

PAR

Le professeur Gerdy.

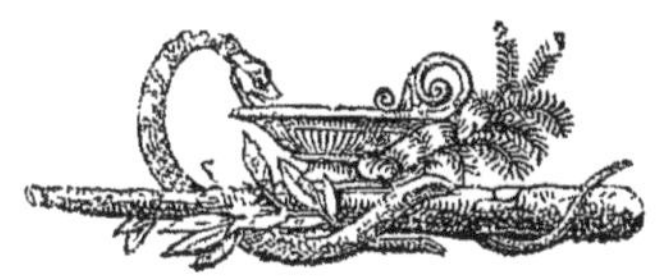

LYON.

IMPRIMERIE DE BARRET.

1840.

RAPPORT

SUR

DEUX MÉMOIRES DU DOCTEUR PRAVAZ.

LYON. — IMPR. DE BARRET,
Place des Terreaux, 20.

RAPPORT

SUR

DEUX MÉMOIRES DU DOCTEUR PRAVAZ,

RELATIFS AUX CAUSES ET AU TRAITEMENT

DES LUXATIONS CONGÉNITALES DU FÉMUR,

PAR

Le professeur Gerdy.

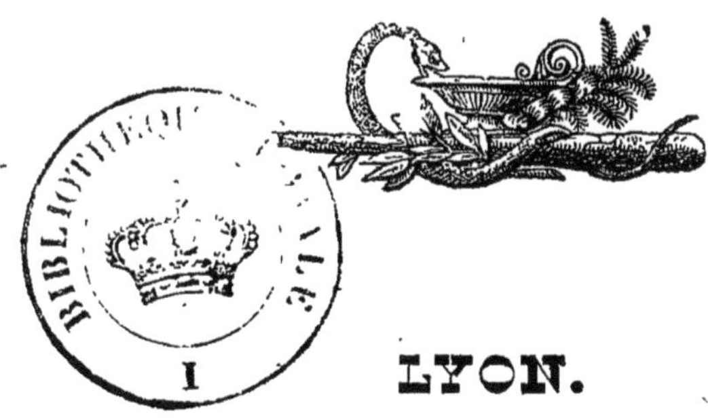

LYON.
IMPRIMERIE DE BARRET.

1840.

NOTE PRÉLIMINAIRE

DE

M. PRAVAZ.

Je dois à ceux de mes confrères qui sont jaloux de ne rien adopter ou rejeter sans examen, une courte explication sur les phases diverses que la question des luxations congénitales du fémur a traversées depuis quelques années.

Les recherches anatomico-pathologiques, entreprises depuis le commencement de ce siècle, n'avaient abouti qu'à établir l'opinion de l'incurabilité de cette affection. Peu satisfait des raisons sur lesquelles se fondait une telle doctrine, encouragé par les guérisons que M. Humbert disait avoir obtenues et dont je ne doutais pas alors, je me mis à l'œuvre, et mes tentatives furent couronnées par le succès le plus complet. J'obtins la réduction, non en quelques heures, ni même en plusieurs jours, comme M. Humbert disait l'avoir fait, mais après des mois d'extensions opiniâtres et rendues graduellement plus énergiques.

Ces résultats heureux furent à peine connus, que certains médecins se hâtèrent de les nier, sur la seule raison qu'on les avait jusqu'alors jugés impossibles. Maintenant que ces guérisons ne peuvent plus être contestées, ces mêmes hommes les trouvent très-aisées ; ils se vantent de les opérer en quelques minutes et de faire marcher les malades sur-le-champ. Des médecins de bonne foi, mais étrangers par la nature de leurs occupations aux progrès quotidiens de l'orthopédie, se sont laissés prendre à cette tactique, et demandent sérieusement où est le mérite des cures que j'ai faites, puisque d'autres les obtiennent avec tant de facilité.

Dégageant la question de toute l'obscurité dont un antagonisme intéressé s'efforce de l'envelopper, je la résume dans les deux propositions suivantes : 1° la réduction des luxations congénitales du fémur est possible ; 2° elle est difficile.

Maintenant, à ceux qui prétendraient encore que cette réduction est impossible, je ne répondrais point par des affirmations transmises de bouche en bouche et dont personne n'aurait constaté la vérité, ni par des observations recueillies dans l'ombre et dont les sujets n'auraient qu'une existence problématique, mais par des faits authentiques, par des sujets présentés avant et après le traitement à des hommes compétents qui les ont soumis à l'examen le plus rigoureux ; je répondrais par deux rapports qui proclament, non pas seulement une simple amélioration dans l'état des malades, mais leur guérison entière, complète, et dont les conclusions n'ont été adoptées par deux Compagnies savantes qu'après une discussion contradictoire.

A ceux qui, tout récemment, se sont avisés de trouver ces réductions faciles, j'opposerai l'autorité de Dupuytren, de Delpech, de Palleta et de tant d'autres grands chirurgiens qui, loin de les juger telles, professaient, au contraire, qu'elles étaient impossibles, et défendaient expressément de les tenter. Et si, comme ils osent le dire, ils ont eu tant d'occasions d'opérer de ces guérisons, qu'ils les montrent au grand jour, qu'ils les soumettent à l'épreuve d'une critique éclairée et indépendante, ne fut-ce que pour prouver aux savants qui m'ont honoré de leurs suffrages, qu'ils n'ont approuvé qu'une chose vulgaire et bien au-dessous de l'importance qu'ils y ont attachée.

En attendant cette démonstration, j'ai cru devoir donner une publicité plus grande au rapport que M. le professeur Gerdy a présenté à l'Académie royale de médecine, après avoir examiné, analysé pendant près de deux ans toutes les données théoriques et expérimentales de la question qu'il était chargé de résoudre. Dans ce travail, plein d'une sage critique et d'une érudition étendue, auquel il m'a paru convenable de joindre la discussion qu'il a fait naître, les médecins amis de la science et de la vérité trouveront tous les documents qui peuvent, d'une part, former leur conviction sur la possibilité de réduire dans certains cas les luxations congénitales du fémur, et, d'un autre côté, les tenir en garde contre des apparences trompeuses qui ne simulent la guérison que pendant un temps fort court, et s'évanouissent bientôt lorsque les malades reviennent aux mouvements et aux habitudes ordinaires de la vie.

Ch. PRAVAZ,

D.-M., directeur de l'Institut orthopédique de Lyon.

RAPPORT

SUR

DEUX MÉMOIRES DU DOCTEUR PRAVAZ,

RELATIFS AUX CAUSES ET AU TRAITEMENT

DES LUXATIONS CONGÉNITALES DU FÉMUR.

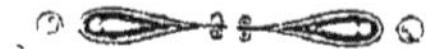

Messieurs,

Vous avez nommé une commission composée de MM. Blandin, Nacquart, Sanson et moi, pour examiner les Mémoires que M. Pravaz vous a lus dans les séances du 27 mars 1838 et du 22 janvier 1839, *sur le traitement des luxations congénitales du fémur et sur leur étiologie*. Vous avez aussi renvoyé à la même commission une réclamation adressée, par M. Humbert, à l'Académie au sujet du premier Mémoire de M. Pravaz. Je viens vous rendre compte du travail de votre commission sur ces trois sujets, différents et connexes tout à la fois.

Pour suppléer autant que possible à l'insuffisance des lumières de l'expérience sur un sujet encore bien neuf, après quelques considérations préliminaires, je rechercherai d'abord dans les dispositions anatomiques des luxations congénitales de la hanche, dans leurs phénomènes, dans leur marche et dans leurs causes, si la réduction de ces luxations est rationnellement possible. Je rechercherai ensuite si les faits présentés par M. Pravaz en prouvent expérimentalement la possibilité; enfin, si M. Humbert a obtenu des résultats semblables.

Chemin faisant, je discuterai et peserai les objections de notre honorable confrère et collègue M. Bouvier avec toute l'attention qu'elles réclament, et toute la considération que méritent son savoir et son expérience toute spéciale.

Mon rapport sera un peu long, beaucoup trop long, je l'avoue, pour l'Académie, dont le temps est si précieux; mais le sujet est encore si nouveau, il est si important, les objections de M. Bouvier m'ont paru si graves, que je n'ai pas cru pouvoir être plus court et que je n'en ai pas eu le talent.

I. *Considérations préliminaires.*

L'histoire des luxations congénitales du fémur est loin d'avoir atteint son dernier degré de perfection, et nous avons probablement encore bien des variétés morbides à connaître en ce genre.

Depuis que l'on s'en occupe, un certain nombre de faits ont été recueillis pour élucider cette question, mais ils sont trop peu nombreux encore, ou trop peu complets pour ne rien laisser à désirer. Ils montrent au contraire qu'il y a beaucoup de variétés dans les lésions congénitales de l'articulation coxo-fémorale produites par une malformation, soit qu'elles entraînent un déplacement permanent, soit qu'elles n'entraînent que des déplacements momentanés des surfaces articulaires. Aussi reste-t-il bien des incertitudes à dissiper, bien des obscurités à éclaircir sur ce sujet. Je tâcherai de les montrer en passant, car il me sera impossible de m'y arrêter.

On a compris sous le nom de luxations *congéniales*, *congénitales* ou *originelles*, les cas dans lesquels il y a déplacement permanent ou luxation de la tête du fémur, par suite d'une conformation et d'un développement vicieux des parties articulaires. On les appelle ainsi parce qu'elles existent souvent à la naissance; mais il ne faut pas attacher trop d'importance à cette dénomination et confondre, sous cette expression, toutes les luxations du fémur qui pourraient être antérieures à la naissance; ou rejeter des luxations produites par un vice de développement ou de conformation, toutes celles qui seraient postérieures à la naissance. L'expérience et le raisonnement prouvent que certaines luxations se ressemblent singulièrement et tiennent à la même cause, à un vice primitif de l'articulation coxo-fémorale, bien que l'une soit antérieure et l'autre postérieure à la naissance.

Ainsi Dupuytren a reproduit dans ses leçons orales de *Clinique*, t. III, p. 217, l'observation d'une vieille femme de Nantua qui comptait dans sa famille, tant parmi ses ascendants que parmi ses descendants, plusieurs personnes affectées de luxation congénitale, et qui, soumise elle-même à la disposition héréditaire qu'elle avait reçue et transmise, n'avait cependant vu la luxation se déclarer spontanément chez elle qu'à l'âge de trente ans. Qui pourrait douter que chez cette femme le déplacement du fémur n'eût été préparé et produit par la même cause qui l'a déterminé chez les autres membres de sa famille?

L'expression congénitale doit être employée pour désigner les luxations qui nous occupent comme les noms des familles le sont en histoire naturelle, comme, par exemple, on appelle *liliacées*, *labiées*, *chats*, *ruminants*, toutes les espèces végétales et animales qui se rapprochent du lis, de la plupart des plantes à corolles labiées, des chats ou des animaux qui ruminent.

Je sais bien que lorsqu'une luxation préparée par un vice de développement s'accomplira au moment de la naissance, ou seulement après, sous l'influence d'une violence extérieure accidentelle, la luxation se confondra, au moins en apparence, avec les luxations traumatiques; mais nous ne pouvons pas faire qu'il n'y ait des cas embarrassants. Tandis que notre esprit se plaît dans les distinctions parce qu'elles font une grande partie de sa puissance, la nature semble se complaire à rattacher les uns aux autres, par quelques traits de ressemblance, et comme les enfants d'une mère commune, tous les êtres qui existent, pullulent, paraissent et disparaissent dans l'immense étendue de son empire.

Peu d'auteurs se sont occupés de la luxation congénitale. Elle est cependant mentionnée dans les livres hippocratiques sous le nom de *luxations de naissance ou antérieures à la naissance*, etc. (Traité des articles.) On est étonné qu'après avoir été si bien indiquée, ainsi que ses principaux signes, elle soit ensuite tombée dans un profond oubli. Cela tient à ce que le livre hippocratique n'a pas profondément marqué la distinction, et qu'il a décrit en même temps les symptômes des luxations traumatiques et des luxations de naissance qui ont beaucoup d'analogie les uns avec les autres; à ce qu'il n'a pas distingué et séparé dans sa description par la forme, en même temps qu'il le faisait par les expressions, les luxations de naissance d'avec celles qui sont accidentelles. Elles ont été mentionnées, mais bien plus vaguement, par d'autres écrivains anciens, par Avicenne (lib. IV. fen. 5, tract. 1, cap. 24, *de disloc. anchæ*, t. 2, p. 79, Venise, 1608); par Paré dans ses œuvres (cl. xv, ch. 3), etc.

Verduc le fils, au contraire, en a parlé d'une manière précise et si positive, que je transcrirai le passage, afin que plus bas on puisse mieux apprécier les droits de nos contemporains dans la science des luxations congénitales. Après avoir décrit les luxations de la cuisse et leurs moyens de réduction, Verduc s'exprime ainsi : « Avant que de faire des extensions, examinez bien quelle est la nature de la luxation ; car si c'est une personne boiteuse *dès la naissance*, vos extensions ne serviront de rien : qu'à faire voir votre ignorance. Je ne saurais vous en rapporter un exemple plus à propos que l'observation 61 de Kerkring. Une de ses petites nièces, qui était boiteuse, fut menée chez un bailleur.... Il lui prit la jambe avec la main pour la rendre égale à l'autre ; mais aussitôt qu'il l'eut quittée, elle se retira comme auparavant et l'enfant boita à son ordinaire. On la mena chez plusieurs autres opérateurs qui montrèrent tous leur ignorance.... Kerkring avance lui-même qu'il n'en put découvrir la cause qu'après la mort de l'enfant. Il trouva que la cavité de l'iskion était fort large et fort profonde, et que la tête du fémur était extrêmement petite, en sorte qu'elle ne pouvait être retenue dans la cavité de l'iskion. Ainsi les ligaments s'étaient relâchés et allongés par la pesanteur de la cuisse, la tête du fémur se portait en haut et en bas, indifféremment de tous côtés, sans pouvoir rester dans sa cavité. Mais quand on tirait la jambe, elle devenait égale à l'autre, parce que la tête du fémur rentrait dans sa cavité : ce qui faisait croire que le mal était guéri ; mais sitôt que l'on quittait la partie, la tête de l'os retombait comme auparavant et la petite fille boitait toujours de même. Cette observation nous doit porter à conclure que la plupart de ceux qui sont boiteux de naissance, d'un côté ou des deux côtés, ont la structure de la jointure de la cuisse comme l'avait cette petite fille. » (*De la luxation de la cuisse*, t. 1, p. 570, *de la Pathologie de chirurgie*, 693.)

Paletta, qui a consacré soixante-trois pages in-4° de ses *Exercitationes pathologicœ* (*pars prima*) à la claudication congénitale, ne rapporte point aux luxations les altérations de l'articulation coxo-fémorale qu'il décrit. Il insiste même pour montrer qu'elles s'en distinguent par des caractères très-différents sur lesquels il insiste, par exemple en ce qu'elles proviennent d'un vice de formation, tandis que les luxations sont le résultat d'une violence extérieure. L'auteur rapporte avec détail les sept cas dont il a été témoin et qu'il a étudiés.

Au reste, il ne s'en occupe que pour faire connaître des causes peu connues de claudication, parce que la claudication originelle fait l'objet de son Mémoire.

Le premier cas, c'est celui d'un enfant de huit ans pour lequel il fut consulté. Il lui conseilla des topiques astringents sur l'articulation et un bandage propre à modérer l'ascension du fémur (p. 37); le second était celui d'un enfant de dix-sept mois; le troisième, celui d'un jeune homme de vingt ans, qu'il ne vit qu'après sa mort, et qu'il put disséquer; le quatrième était celui d'une fille de deux ans, qu'il disséqua aussi; les cinquième, sixième, septième étaient ceux d'une femme de plus de cinquante ans, d'une autre plus vieille encore, et enfin celui d'un homme, que Paletta put également disséquer et étudier avec soin. Dans les uns de ces cinq sujets dont l'illustre professeur put faire l'autopsie, le déplacement de la tête du fémur était réel, mais dans ceux des observations cinq, six, sept (pages 45-50), il paraît qu'il n'y avait raccourcissement du membre que par suite de l'altération du col du fémur, trop court et trop horizontal.

Andry mentionne aussi les luxations de naissance dans son *Traité d'orthopédie* (t. I, l. 3, p. 170), mais il ne les décrit pas.

Monteggia les indique en quelques lignes dans ses *Institutions de chirurgie*.

Parmi nous, c'est Dupuytren qui a spécialement arrêté l'attention des praticiens sur les luxations congénitales et qui a le plus contribué à en préparer l'histoire; mais il est bien loin de l'avoir achevée, et il n'est pas le premier qui ait connu ces affections. C'était bien vainement qu'il disait, dans son Mémoire publié en 1826, dans le *Répertoire d'anatomie* de M. Breschet : « Il est une espèce de déplacement de l'extrémité supérieure des fémurs, de laquelle je n'ai trouvé aucune indication dans les auteurs, *quelques recherches que j'aie faites pour la découvrir.* » Les faits précédemment cités prouvent que ses recherches ont été bien bornées, et si restreintes, qu'il est douteux qu'il en ait fait aucune.

Il est loin d'avoir achevé l'histoire des luxations congénitales, ai-je dit, parce que plus on étudie ce sujet, plus on y trouve de variétés qu'il ignorait entièrement. Les altérations congénitales de l'articulation coxo-fémorale sont si nombreuses et si variées, qu'il faudrait peut-être, pour en tracer une histoire complète, réunir dans un même groupe les cas de luxation avec les malformations congénitales de l'articulation qui entraînent une gêne dans les mouvements de l'articulation coxo-fémorale, et produisent, par exemple, la claudication. Le titre commun de *malformations congénitales* de l'articulation ilio-fémorale conviendrait assez bien à ces lésions, et réunirait ainsi des affections très-naturelles dont les *luxations* formeraient une division.

En imitant Dupuytren, on sépare d'avec les luxations congénitales des cas analogues où la luxation peut ne pas exister, ou n'exister que momentanément. On a vu, en effet, des personnes qui pouvaient se luxer et se remettre la cuisse à volonté. Portal parle, dans son *Anatomie médicale* (tome I, page 470), d'un abbé de Saint-Bonnet, qui offrait un cas de ce genre, et demeurait à Montpellier au moment où Portal y faisait ses études. Un médecin de Troyes en offre actuellement un exemple vivant au rapport de MM. Humbert et Jacquier.

Dupuytren n'a pas seulement omis dans sa description une foule de faits déjà mentionnés avant lui ou observés depuis, mais il a mal à propos généralisé des faits particuliers qui varient jusqu'à manquer et être remplacés par des faits tout contraires. C'est ainsi que, suivant lui, le pied est tourné en dedans, tandis que, suivant la nature, tantôt il est tourné en avant, tantôt en dehors.

Le repos, les réfrigérants, une ceinture pelvienne, sont les seuls moyens de traitement qu'il oppose, à l'exemple de Paletta, à un mal qu'il regarde comme incurable (p. 244). Quand je le citerai, ce sera toujours d'après le t. 3 de ses leçons cliniques, où a été refondu, augmenté et même corrigé son premier Mémoire.

L'orthomorphie de Delpech, qui parut en 1828, n'ajouta rien à ce qu'on savait, si ce n'est que, chez les malades de Dupuytren, qui marchaient sur la pointe des pieds, il devait y avoir « défaut de longueur suffisante dans tous ou la plupart des muscles des deux membres pelviens » (t. 2, p. 73).

MM. Breschet et Cruveilhier se sont également occupés des luxations congénitales, et M. Pravaz en a tracé, en 1833, une histoire abrégée dans le Dictionnaire en vingt-cinq volumes, article *Bassin*.

On n'avait encore travaillé que pour la science, on n'avait rien fait pour l'art, lorsqu'un orthopédiste, qui s'occupait plus de l'art que de la science, s'avisa d'appliquer ses machines à la réduction d'une luxation spontanée en 1828; cet orthopédiste est M. Humbert, de Morley, département de la Meuse. Bien que cette tentative ne fût pas très-rationnelle, elle ouvrit à la chirurgie une voie nouvelle, car elle conduisit M. Humbert à essayer ses machines pour réduire les luxations congénitales. Il adressa, en 1833, un Mémoire à l'Institut pour le prix Monthyon. La commission visita des malades portant des luxations anciennes; M. Humbert leur donna ses soins, et l'état dans lequel il les représenta, un an après, lui mérita un prix de l'Institut, qui lui fut décerné en 1836. Néanmoins, le monde médical n'a pu ni approuver les prétentions de M. Humbert, ni essayer de guérir les luxations spontanées ou symptomatiques de l'articulation ilio-fémorale par des extensions mécaniques. L'ouvrage qu'il a publié avec le docteur Jacquier d'Ervy, en 1835, sous le titre d'*Essai* ou *observations sur la manière de réduire les luxations spontanées* ou symptomatiques *de l'articulation ilio-fémorale*, n'en est pas moins un bon livre.

M. Pravaz, d'abord incrédule, a cru devoir tenter, plus tard, la guérison des luxations congénitales à l'aide des machines. Malgré le prix qui lui fut décerné par l'Institut, M. Humbert fut bientôt accusé, par M. Pravaz, dans le premier de ses Mémoires, dont nous allons vous rendre compte, puis par M. Joffre, dans le *Journal des Connaissances médico-chirurgicales*, 1er mai 1838, de n'avoir pas réduit de luxation du fémur, mais d'avoir transformé une luxation iliaque en une luxation sciatique. Cette accusation fut reproduite par une infinité de personnes et quelquefois avec variante. Ainsi, M. Bouvier prétend que M. Humbert n'a pas même transformé la luxation et l'a laissée ce qu'elle était. (Journal l'*Expérience*, 15 avril 1838.)

Pendant que M. Humbert occupait le monde médical de ses assertions et de ses promesses, M. Lehoux de Melleray soutenait, en 1834, le 9 avril, à la Faculté de Paris, une thèse sur les luxations congénitales du fémur, où il ne reproduit que les idées de Dupuytren ; et le fils de l'illustre Sandifort en soutenait une autre à Leyde, le 3 mai de la même année (1). Celle-ci est de beaucoup plus savante. L'auteur y a embrassé son sujet sous un point de vue plus vaste que ne l'avait fait Dupuytren, sentant probablement l'affinité qui existe entre tous les vices de formation du cotyle, de la tête et du col du fémur, des ligaments de leur articulation et la luxation congénitale ; il traita toutes ces questions dans sa thèse. Il est vrai qu'il y ajouta aussi une longue dissertation sur la fracture du col du fémur, qui ne se rattache pas au premier sujet. Quoi qu'il en soit, cette thèse est un ouvrage très-intéressant, qui réunit beaucoup de faits sous un petit volume.

M. Sédillot commença, le 27 décembre 1838, la publication d'un Mémoire sur les luxations fémorales *étudiées sur les cadavres*, et il la continua dans le mois de janvier de 1839. Ce travail avait été présenté, en 1835, à l'Institut. Enseveli dans l'obscurité, au sein des lumières, son auteur dut l'en tirer pour le faire connaître, et il contribua ainsi à éclairer l'histoire des luxations congénitales.

Tels sont, Messieurs, avec un savant rapport de M. Polinière, fait à la Société de médecine de Lyon, le 13 mai 1839, les principaux travaux publiés sur l'affection qui va maintenant nous occuper.

(1) *Dissert. anat. pathol. inaugural sistens animadversiones de vitiis congenitis et de fracturis artic. coxæ.* Lugdun. Batav., 1834.

II. *Histoire pathologique des luxations congénitales.*

État anatomique. Les luxations congénitales du fémur sont uniques ou doubles. Elles ne consistent pas seulement dans le déplacement permanent de la tête de l'os hors de sa cavité ; dans une foule de changements locaux et circonvoisins qui l'accompagnent, ces changements s'étendent beaucoup plus loin. Il en résulte des lésions *essentielles* ou *locales*, et des lésions *accessoires* plus ou moins éloignées.

Les lésions *essentielles* portent sur l'extrémité supérieure du fémur, sur les parties articulaires anciennes et nouvelles de l'ilium, sur les cartilages, sur les ligaments qui les unissent au fémur, sur les muscles qui les entourent. Les lésions *accessoires* portent aussi sur des os et sur des muscles circonvoisins, tels que le corps du fémur et des os coxaux, les muscles du bassin, sur des parties éloignées telles que la colonne vertébrale et le membre inférieur dans sa totalité.

Du côté de l'extrémité supérieure du fémur, se montrent des altérations assez fréquentes, quoique variables, comme toutes celles dont j'ai à parler. Souvent la tête de l'os est moins volumineuse que d'habitude ; souvent elle est aplatie en avant et en arrière, suivant le sens dans lequel le membre est tourné. La même diminution de volume qui affecte la tête se montre souvent au col, qui est plus court et moins fort. D'autres fois, ces deux parties sont remplacées par une simple éminence styloïde ou aplatie et allongée, etc. D'autrefois, c'est à l'union du col avec le corps du fémur qu'existe la lésion primitive, qui a empêché le contact normal des os. Ainsi, tandis que le col du fémur s'insère habituellement sur le côté interne de cet os et se dirige de dehors en dedans, on l'a vu naître directement du côté antérieur et se porter d'arrière en avant; on l'a vu naître du côté antérieur et interne et suivre une direction oblique d'arrière en avant et de dehors en dedans. Ces faits sont rapportés par Paletta et par Sandifort (1). On conçoit de reste, en pareil cas, que les axes de la cavité cotyloïde et de la tête du fémur suivant des directions tout-à-fait différentes, le rapport normal des os ne peut être maintenu. Le corps du fémur se trouve déplacé dans sa circonférence, comme s'il eût éprouvé un mouvement de rotation sur son axe longitudinal, tandis que son extrémité articulaire supérieure se dirige en sens inverse. Souvent alors, il paraît y avoir une complication de pied-bot, et néanmoins elle n'existe pas. Dans d'autres circonstances plus graves encore, la tête et le col du fémur n'existent point; le grand tronchanter termine seul l'extrémité supérieure de l'os.

On voit trois cas semblables dans le Musée d'anatomie pathologique de la Faculté : l'un appartenait à un homme de quarante-six ans et a été donné par M. Breschet; le second appartenait à un individu adulte et occupe le côté gauche du corps; le troisième appartenait encore à un adulte et s'observe des deux côtés. Je pourrais ajouter à ces cas un quatrième où l'extrémité supérieure du fémur est soudée et confondue avec l'épine antérieure et inférieure de l'ilium. Ai-je besoin de faire observer que pour des cas semblables il n'y a point de remède?

Les parties articulaires de l'ilium qui s'unissent au fémur sont la cavité cotyloïde ou le cotyle et une cavité nouvelle ou supplémentaire.

(1) *Animadversiones de vitiis congenitis.... Articul. coxæ. Dissert. inaug.* Lugd. Batav., 1834, p. 34 et suiv, *Situs pervers. colli femoris.*

Le *cotyle* est ordinairement rétréci et déformé à un degré variable. Il peut être effacé à peu près complètement et se réduire à une dépression légère, d'ailleurs, large ou étroite. Il est surtout rétréci, altéré dans sa forme, quand la tête du fémur, reposant sur son bord, le renverse en bas et en dedans, ou que ce bord s'y est renversé de lui-même, comme on en voit des exemples au Musée anatomico-pathologique de la Faculté. Le cotyle peut, au contraire, offrir une simple saillie osseuse surmontant une dépression superficielle ou disposée en un sillon étroit qui n'entoure l'éminence que dans une partie de sa circonférence. On voit au musée Dupuytren deux bassins qui offrent cette disposition. Il est plus commun de trouver le cotyle encore un peu spacieux, tantôt arrondi, tantôt elliptique, parfois triangulaire ou irrégulier, diminué de profondeur dans une proportion analogue à sa diminution en largeur, communiquant en dedans avec le trou sous-pubien par une large échancrure, et rempli en totalité ou en grande partie par un peloton cellulo-synovial très-développé (Paletta, Portal, Dupuytren, *Clinique*, 1re édit., t. 3, p. 207), ou altéré et fongueux, par exemple.

On peut même, comme l'a vu M. Simonin sur une jeune fille de onze ans, trouver une luxation congénitale coïncidant avec un cotyle assez grand pour loger la tête du fémur. Dans un cas semblable, la luxation paraît due à un excès de longueur de la capsule ilio-fémorale, et on conçoit très-bien la possibilité de la réduction de la luxation, si la capsule allongée en canal n'est pas rétrécie entre la tête du fémur et le cotyle. On a vu aussi cette cavité plus large qu'il n'était nécessaire pour loger la tête du fémur. Le fait de Kerkringius, cité plus haut d'après Verduc, en est un mémorable exemple. D'ailleurs, tantôt la tête du fémur est hors du cotyle, entre les épines iliaques et l'échancrure sciatique, à une hauteur plus ou moins considérable, tantôt elle repose sur le bord supérieur de la cavité, tantôt elle y entre et en ressort facilement.

La cavité nouvelle ou supplémentaire est souvent placée, au-dessus du cotyle, entre le sommet de l'échancrure sciatique et les épines antérieures de l'ilium, à des degrés variables de hauteur et de rapprochement de l'un des points indiqués, comme on peut le vérifier sur les pièces du Musée de la Faculté, et comme le prouvent les descriptions de Paletta, de Dupuytren et de M. Sédillot.

Cette cavité ne forme ordinairement qu'une dépression légère, entourée par un relief osseux irrégulier, sécrété autour de sa moitié supérieure, et quelquefois dans une étendue plus considérable. Ce relief est cependant régulier et même lisse du côté qui répond à la tête du fémur qu'il embrasse et sur lequel il s'appuie. (Paletta, *Obs.*, *exerc. path.*, p. 88.)

D'autres fois, il n'y a ni cavité supplémentaire, ni relief osseux à la surface de l'ilium, mais seulement une légère dépression sur cette surface, avec ou sans amincissement de l'ilium, au point qui correspond à la tête fémorale. D'autres fois, il n'y a ni cavité, ni dépression, et le fémur ne paraît pas exercer de compression sur les os du bassin.

Les *cartilages* manquent souvent sur les surfaces articulaires; quelquefois, cependant, on a vu le cartilage conservé, au moins en partie, dans le cotyle, lorsqu'on a pu examiner cette région, peu de temps après la naissance. Celui de la tête du fémur, au contraire, persiste souvent; mais presque toujours il est aminci généralement, et plus encore dans certains endroits où l'on n'en trouve que de faibles restes. Quant à la cavité nouvelle ou à la dépression iliaque, si la tête du fémur y jouit d'une grande mobilité et glisse sans se fixer complètement en un point, il arrive que l'ilium, peu ou point déprimé, présente son périoste à peu près dans l'état naturel, ou seulement épaissi à un faible degré. Le rapport est-il plus fixe, la situation permanente, on voit le périoste plus fortement épaissi prendre, parfois même jusqu'à un certain point, au dire de certains auteurs, la nature d'un fibro-cartilage articulaire, ou une nature simplement fibreuse, qui quelquefois ressemble, par les filaments élevés de la surface de l'os, aux filaments du velours. S'est-il établi une pseudarthrose plus parfaite, le périoste iliaque manque, en partie ou complètement, sur la surface devenue articulaire; l'os, en cet endroit, présente une excavation plus ou moins égale, plus ou moins unie; la tête du fémur s'est dépouillée de son cartilage, et les deux surfaces osseuses, en contact immédiat, se meuvent à nu l'une sur l'autre, toutes deux recouvertes par une mince couche de tissu compacte qui n'est pas sans offrir de petites dépressions superficielles.

Parmi les ligaments, le ligament rond ou inter-articulaire, tantôt manque complètement, laissant à ses points d'insertion ou une petite excavation, ou une faible saillie ligamenteuse, tantôt subsiste encore, mais toujours allongé (*Obs.* de Paletta, p. 88, *Exerc. pathol.* de Dupuytren, etc.), presque toujours aminci, atrophié, et quelquefois partagé en plusieurs faibles bandelettes (Dupuytren, Sédillot, p. 562 du journal l'*Expérience*). On voit ce ligament très-allongé du côté gauche d'une double luxation, modelée en cire, qui se retrouve au Musée de la Faculté de Paris.

La capsule fibreuse subsiste simple, complète, sans changement dans ses insertions, sans solution de continuité, et seulement allongée dans le sens de la luxation. Par une des moitiés de sa longueur, qui est horizontale, elle embrasse la tête et le col du fémur; par l'autre, qui est dirigée verticalement, elle embrasse le bord du cotyle, en dehors duquel elle se fixe, en sorte qu'elle se trouve pliée en deux et à angle droit. Elle est en outre étranglée entre la tête du fémur et le cotyle dans beaucoup de cas, mais non toujours, de manière qu'il n'est pas impossible de faire rentrer immédiatement la tête du fémur dans cette cavité. La capsule fibreuse est hypertrophiée parfois jusqu'à présenter une ou deux lignes d'épaisseur; elle offre une grande résistance, et le col du fémur, par son intermédiaire, porte la moitié du poids du corps, comme le poing pourrait supporter un poids suspendu à une manche d'habit qui dépasserait la main fermée. Dans certains cas, la capsule, déplacée avec la tête du fémur qu'elle embrasse, glisse sur la fosse iliaque : aussi trouve-t-on quelquefois alors, entre l'ilium et la capsule, une bourse synoviale qui favorise les mouvements. D'autres fois encore, quand une pseudarthrose s'est formée, la capsule ayant fini par adhérer à la surface de l'ilium, et ensuite s'étant perforée par la pression de la tête du fémur sur la fosse iliaque, elle n'est plus simple comme dans le premier cas : elle présente en quelque sorte deux poches distinctes, mais en large et directe communication l'une avec l'autre. Dans ces cas, la capsule peut être raccourcie, très-épaissie, et s'opposer à toute réduction immédiate de la tête du fémur, mais non pas à tout effort de réduction continuellement prolongé et graduellement augmenté.

Dans tous les cas, la capsule ilio-fémorale est lubrifiée à l'intérieur par la synovie aussi bien que les excavations osseuses qu'elle circonscrit.

Les *muscles* sus-articulaires ont subi des modifications

qui sont la conséquence de la luxation. Le petit fessier est distendu, comprimé, quelquefois détruit (Leç. oral. de Dupuytren, t. III, p. 207.), ou déchiré par la tête du fémur, logée dans son épaisseur; quelquefois cette tête le traverse tout entier, et se trouve placée sous le moyen fessier. Par suite de la pression et de la distension que les muscles ont éprouvées, toutes ou seulement les plus profondes des fibres de ces muscles sont décolorées et transformées en un tissu fibro-celluleux, jaunâtre, d'apparence graisseuse. Ce tissu est confondu avec la nouvelle capsule dans les pseudarthroses, et concourt à la former. Il est appliqué sur la capsule primitive lorsqu'elle n'est que distendue, puis, avec le temps, il se confond avec elle, l'épaissit et la fortifie. Le moyen fessier perd aussi parfois une partie de ses propriétés et de ses fonctions.

Voilà pour les lésions articulaires, qui sont les principales; voyons les lésions *secondaires* ou *accessoires* : comme elles sont en partie l'effet des premières, l'exposition préliminaire de celles-ci fera mieux connaître celles-là.

Le bassin, pressé entre les fémurs appuyés sur l'os ilium, c'est-à-dire sur un point moins résistant que le cotyle, a présenté des déformations plus ou moins considérables du détroit supérieur. Dans certains cas, c'est un resserrement transversal du détroit supérieur et un allongement considérable du diamètre antéro-postérieur, par exemple dans la jeune fille affectée de luxation congénitale dont le bassin modelé en cire s'observe au musée Dupuytren. Dans d'autres cas, comme l'a vu M. Sédillot, c'est au contraire le diamètre antéro-postérieur qui est le plus étroit, mais il n'y a rien de général à cet égard.

D'une autre part, les tubérosités de l'iskion sont souvent

élargies, un peu amincies, anguleuses, relevées, dirigées en dehors (Sandifort, *animadversiones*, p. 44) et en avant, comme si elles tendaient à se placer sur la même ligne transversale avec la partie antérieure des pubis. Cette circonstance produit un changement considérable dans le bassin, qui offre un aspect singulier, parce que le côté antérieur descend alors obliquement en avant; d'ailleurs, le détroit inférieur offre plus d'étendue en travers que d'habitude. Cet effet paraît dû à ce que les muscles jumeaux du bassin, les obturateurs, le carré et les fibres supérieures du troisième adducteur, entraînés en avant et en haut, par l'ascension du fémur, développent peu à peu dans ce sens les tubérosités de l'iskion, par suite de l'influence d'une traction soutenue sur la révolution nutritive des os, qui se propage et s'étend toujours du côté où les forces mécaniques la dirigent.

On trouve des exemples très-saillants de ce que je viens de dire dans un bassin de femme adulte inscrit au musée Dupuytren sous le n° 254. Il y a deux luxations congénitales, la tête et le col du fémur manquent, et des deux côtés l'extrémité supérieure du fémur est attachée en dehors de l'épine antéro-inférieure de l'ilium. Les cotyles offrent une éminence arrondie en partie entourée d'un sillon. Les pubis sont amincis, allongés, redressés ou moins courbés d'avant en arrière que d'habitude.

Les iskions sont très-saillants en dehors et en avant et moins épais; par suite, l'arcade sous-pubienne est fort large et a peu de hauteur; elle présente douze centimètres (quatre pouces et demi) entre les iskions, et deux centimètres seulement de hauteur (neuf lignes) environ. Le diamètre transverse du détroit supérieur est large, celui de l'inférieur est immense; mais on trouve quelque chose de plus singulier encore sur un bassin de femme inscrit au

Musée anatomico-pathologique de la Faculté sous le n° 252. Il ne porte plus qu'un fémur qui est soudé en dehors de l'épine antéro-inférieure de l'ilium du côté gauche. L'os coxal opposé est de cinq centimètres et demi (deux pouces) plus élevé que le gauche au niveau de son épine antéro-supérieure, et les os sont fixés avec une égale solidité dans ces deux situations si différentes. Le sacrum est assez large, mais très-court. Le diamètre transverse du détroit supérieur est un peu court, l'antéro-postérieur est agrandi. Quant au détroit inférieur, il est immense en tous sens, parce que le sacrum est excessivement court et que la paroi antérieure du bassin est, pour ainsi dire, déployée en avant et en bas sur un même plan transversal et vertical, au lieu d'être courbée ou pliée en deux en arrière comme dans l'état normal.

De semblables changements en apportent nécessairement beaucoup aussi dans les accouchements, que tantôt ils empêchent, tantôt ils rendent trop faciles.

Les os coxaux présentent encore des modifications. L'os ilium est souvent peu développé. S'il n'y a qu'une luxation, il n'y en a ordinairement qu'un d'atrophié, et il en résulte encore une déformation des détroits et même une déformation de l'arcade pubienne, qui devient plus droite et se porte plus directement en dehors et en avant, en même temps que la tubérosité de l'iskion du même côté. On en voit un cas au Musée de la Faculté.

Dupuytren s'est donc gravement trompé lorsqu'il a prétendu que les phénomènes de la luxation originelle n'influent en rien sur le développement du bassin, et qu'il est aussi propre à l'accouchement que chez les personnes les mieux conformées (p. 258). Ce ne sont pas là d'ailleurs des coïncidences fortuites. Elles sont évidemment liées les unes aux autres, au moins en partie, par un rapport de causalité. Mais ce n'est pas tout encore.

L'ilium est souvent redressé et presque vertical au lieu d'être incliné et comme renversé en dehors. Cette circonstance peut gêner la gestation. On conçoit qu'elle pourrait même gêner l'accouchement et qu'elle doit toujours causer une obliquité de l'utérus du côté opposé.

Le bord antérieur de l'ilium présente aussi une singulière disposition, une ondulation très-visible, lorsqu'on le regarde de face et même de profil. Elle est due à ce que le tendon des muscles iliaque et psoas réunis, qui s'attache au petit trochanter, se trouve remonté et dévié par l'ascension du fémur; à ce qu'alors ce tendon creuse plus profondément et change la direction de sa gouttière *pubio-iliaque* placée entre l'éminence iléo-pectiné et l'épine iliaque antéro-inférieure; enfin, à ce que cette épine est elle-même déviée d'une manière plus ou moins sensible. Ces changements sont très-prononcés sur plusieurs pièces du musée Dupuytren, et particulièrement sur le n° 254, qui porte une luxation congénitale double.

Les luxations congénitales du fémur s'accompagnent encore d'anomalies plus éloignées, qui sont, pour la plupart, la conséquence immédiate du déplacement de la tête du fémur : c'est la déviation, le raccourcissement et l'atrophie du fémur et du membre inférieur tout entier; c'est la déviation du rachis, et quelquefois sa mobilité extrême sur le bassin.

Le membre inférieur est souvent dans un état permanent de déviation par *rotation*, de manière que la pointe du pied est tournée en dedans, comme dans la luxation iliaque accidentelle. Dupuytren a enseigné qu'il en était toujours ainsi. Assurément il s'est trompé. car plusieurs auteurs, et nous-même, avons vu le contraire (Paletta, *Obs.*. p. 88,

Sédillot, etc.). Cependant, Dupuytren prétend avoir vu plus de vingt cas de luxation congénitale. Il faut ou qu'il ne les ait pas bien observés et se soit laissé diriger par une opinion préconçue puisée, par exemple, dans les luxations accidentelles, ou que le hasard ait singulièrement concouru à l'égarer. En effet, il n'est point rare de voir la pointe du pied tournée en dehors ou directement en avant, en sorte que le membre n'éprouve alors aucune déviation dans sa circonférence.

Le membre inférieur est très-fréquemment dévié d'une manière permanente, par *inclinaison*, et il se porte alors en dedans, de manière que le genou et la jambe tendent à se croiser avec le genou et la jambe du membre opposé. Ce déplacement ne s'observe guère, et ne s'observe, peut-être, que lorsque la pointe du pied est tournée en dedans.

Par suite de la rotation du pied en dedans, l'infirme paraît souvent affecté du pied-bot, que je me permettrai d'appeler *interne*.

Le membre inférieur est toujours un peu plus court que celui du côté opposé, si celui-ci n'est pas atteint de luxation et se trouve d'ailleurs normalement développé. Ce raccourcissement, dû à l'ascension du fémur sur l'os des îles, occasionne un gonflement de la fesse qui dessine en profil un galbe plus convexe, tandis qu'en bas la fesse est aplatie et son pli remonté. La brièveté du membre malade paraît être plus prononcée chez les adultes et les vieillards que chez les très-jeunes sujets, par suite de l'action plus prolongée du poids du corps sur la capsule ilio-fémorale et le ligament conoïde qu'elle allonge de plus en plus. C'est la doctrine de Dupuytren et de plusieurs auteurs, et le fait paraît assez rationnel. Néanmoins, on conçoit que l'ascension du membre et son raccourcissement sous l'influence du poids du corps qui précipite le bassin et le tronc entre les cuisses, doit s'arrêter lorsque le cotyle supplémentaire est surmonté d'un rebord ou sourcil osseux contre lequel appuie la tête du fémur.

Enfin, le membre inférieur est plus ou moins atrophié dans son épaisseur et sa longueur (Hippoc. *de artic.*, § 29), et cette atrophie, qui commence à l'os coxal correspondant, s'étend d'une manière variable aux autres os du membre et aux parties molles. Quand l'atrophie est poussée tellement loin que le membre n'est plus qu'un appendice léger, incapable, par la disproportion de son étendue, comparativement à celle du membre opposé, de servir à la station et à la marche, il doit pouvoir en résulter à la longue une ankylose entre le fémur et l'os des îles. C'est probablement un cas de ce genre qu'on observe dans le bassin du musée Dupuytren, où un fémur très-grêle est soudé à l'os des îles.

Au rapport de Dupuytren, le rachis est renversé en arrière, de manière à offrir au-dessus des fesses une cambrure ou une dépression lombaire plus profonde, et par suite un ventre plus saillant. Cette disposition, destinée à reporter en arrière une certaine quantité de parties pesantes pour ramener dans ce sens le centre et la ligne de gravité, est le résultat d'un effort instinctif incessamment continué pour assurer l'équilibre pendant la station et prévenir les chutes.

Dupuytren a même vu dans un cas une mobilité anormale entre le rachis et le sacrum (p. 209 de sa *Clinique*). Elle devait être aussi la suite des efforts extraordinaires de redressement du rachis pour conserver l'équilibre dans toutes les attitudes où le corps se tient verticalement.

Phénomènes ou symptômes des luxations congénitales. Lorsqu'on explore la hanche et ses environs, il est aisé de s'apercevoir que chez la plupart des sujets on peut enfoncer plus librement et plus profondément les doigts et le poing dans le pli de l'aine vis-à-vis le cotyle. En faisant une pareille expérience du côté sain, on éprouve de la part de la tête du fémur, qui habite dans le cotyle, et surtout de la part du col de l'os, une résistance qu'on n'a point ressentie du côté opposé.

Vers la fosse iliaque externe, en dehors des épines antérieures de l'ilium, on éprouve plus ou moins de difficulté à retrouver la saillie formée tantôt par toute l'extrémité supérieure du fémur et le bourrelet osseux qui en surmonte la tête, tantôt seulement par le grand trochanter et la tête du fémur qui est par derrière. Cette circonstance s'observe plutôt dans la variété où il y a rotation du pied en dedans que dans celle où il y a rotation du pied en dehors, et que dans celle où le pied est dirigé en avant. Mais, par suite des malformations et des déviations particulières du col du fémur sur son corps, on peut sentir la tête du fémur derrière le grand trochanter, quelle que soit la déviation du pied. Très-souvent enfin, il est impossible, dans l'attitude droite du corps et des membres, de distinguer la tête du fémur, par suite de l'épaisseur des parties qui la recouvrent.

Lorsque, faisant maintenir le corps de l'infirme ou son bassin par un ou plusieurs aides qui embrassent les hanches avec les mains, on exerce soi-même une traction sur la longueur du membre inférieur malade, le membre cède à l'effort qu'on exerce et s'allonge. Frappés par ce phénomène, les observateurs en ont conclu que la tête du fémur glisse de haut en bas en se rapprochant du cotyle, où elle devrait être plongée; mais on conçoit que l'allongement du membre peut n'être qu'apparent, et provenir d'un mouvement d'inclinaison du bassin, comme l'a fait remarquer M. Bouvier. Nous discuterons plus bas, à l'occasion des objections de notre collègue, tout ce qui est relatif à ce *glissement vertical.*

Lorsque l'on fléchit la cuisse en avant et qu'on tient la main appliquée derrière la saillie du grand trochanter, on sent la tête du fémur exécuter un *mouvement de bascule* ou d'arc de cercle. Cet autre mouvement communiqué est-il constant? M. Bouvier le prétend, et la commission a pu en constater l'existence sur quatre enfants très-jeunes, que notre collègue a bien voulu lui faire voir. Néanmoins, et quoique la commission n'ait pas discuté la constance de ce phénomène, et ne se soit point prononcée à cet égard, votre rapporteur ne peut s'empêcher de faire observer que le mouvement de bascule de la tête doit nécessairement disparaître, d'abord dans les cas où la tête et le col du fémur manquent, et, en outre, dans ceux où la tête du fémur finit par se creuser un cotyle nouveau et par être entouré d'un rebord osseux considérable, ou même d'une sorte de coque osseuse. Alors, l'étendue des mouvements de la tête du fémur doit être resserrée dans des limites très-étroites.

Quel est le mécanisme de ce mouvement? Suivant M. Bouvier, il tient à ce que « l'attache des faisceaux croisés divergents de la capsule fixe invariablement la base du col fémoral, qui constitue un centre de mouvement permettant à la tête articulaire de décrire autour de lui des arcs de cercle. » (Mém. p. 4, 1re et 2e col.) Je ne sais si je m'abuse, mais je ne crois pas que les choses se passent ainsi. Voici les raisons de mes doutes : la capsule ilio-fémorale étant allongée de toute la quantité nécessaire pour permettre à la tête du fémur, qu'elle embrasse avec le col, de remonter plus ou moins haut au-dessus du cotyle, cette circonstance, loin de fixer le fémur, est précisément celle qui permet à la tête les grands mouvements qu'elle exécute. Pour retenir le fémur et devenir le centre de ses mouvements en s'attachant à la base du col, il faudrait que la capsule ne s'attachât qu'au col et laissât libre la tête du fémur, tandis qu'elle embrasse avec le col la tête qui décrit les arcs de cercle et l'accompagne dans ses mouvements; il faut donc, à mon avis, chercher ailleurs la cause des mouvements de bascule. Eh bien! cette recherche m'a porté à penser que le fémur n'est fixé vers la base de son col que par les muscles nombreux qui s'attachent au petit et au grand trochanter; et je suis d'autant plus disposé à le croire, que le fémur tourne, non sur un centre fixe, mais sur un centre de mouvement variable, qui change légèrement pendant que la cuisse accomplit son mouvement de flexion.

Dans l'attitude verticale, le tronc se renverse en arrière, comme nous l'avons indiqué plus haut en parlant de l'inclinaison permanente du rachis, et ce renversement, comme on l'a vu, est destiné à l'équilibre. Par la même raison, l'infirme porte les coudes et les bras en arrière. (Dupuytren, p. 215.) Dans cette attitude, le membre inférieur malade, quand il n'y en a qu'un seul d'infirme, ne touche le sol que du bout du pied, et le talon reste levé, parce que le membre est plus court que l'opposé. D'autres fois, au contraire, le même sujet ou un autre fléchit le genou du côté sain, raccourcit le membre correspondant, et le pied du membre infirme repose sur le sol par toute sa plante; c'est ce que nous avons remarqué sur un des enfants que M. Bouvier nous a montrés, et dont nous parlerons plus bas. Dupuytren enseigne que, lorsque la luxation est double, l'infirme marche sur la pointe des pieds, et il généralise ce fait de manière que son assertion devient une erreur (p. 220), car tous les malades ne se tiennent pas debout sur la pointe des pieds. Il prétend qu'ils se tiennent ainsi, parce que l'articulation ilio-fémorale et le centre des mouvements sont transposés sur un point de la longueur du bassin plus reculé que de coutume. (*Clinique*, p. 221.) Si Dupuytren ne confond pas ici le centre des mouvements avec le centre de gravité, je ne sais ce qu'il veut dire.

Les mouvements de la jointure sont plus ou moins bornés, mais c'est surtout l'abduction qui est resserrée dans des limites plus étroites que d'habitude. Les mouvements de rotation sont parfois gravement altérés, quand, par exemple, le pied est fortement tourné en dedans. Les mouvements communiqués ou passifs de rotation offrent une étendue variable. Chez les enfants, le sujet étant couché sur un plan horizontal, sur le dos, la jambe étendue, on peut ordinairement, en tournant le pied, soit en dehors, soit en dedans, le coucher sur le plan horizontal de manière à ce qu'il le touche par toute l'étendue de son bord. Cependant, il y a toujours un côté vers lequel la rotation est plus difficile.

Si les mouvements partiels de la cuisse sur le bassin présentent quelque altération, les mouvements de la marche en offrent de bien plus manifestes encore. L'infirme éprouve une claudication (1) ordinairement très-apparente et produite par la brièveté du membre. La claudication est quelquefois rendue très-choquante par l'amplitude des oscillations latérales du tronc, que l'on a par erreur comparées à celles de la marche du canard. L'un de nous l'a démontré : chaque fois que l'un des pieds se porte en avant, le tronc s'infléchit latéralement du côté correspondant et s'infléchit dans la région lombaire (2) ;

(1) Hippocrate. *De Artic.*, § 29.

(2) *Physiol. médic.* art. marche, dans la fonction de la musculation.

eh bien ! ce mouvement est exagéré dans la luxation congénitale, et il paraît encore altéré en ce que l'inflexion semble se faire sur la tête du fémur, à l'union de cet os avec le bassin.

Jusqu'à présent, on s'en est rendu compte en admettant un glissement vertical de l'os des îles sur ou contre les points de la tête du fémur contigus à l'os coxal; mais, comme nous l'avons dit, M. Bouvier nie l'existence de ce mouvement. Sans partager entièrement son opinion, votre commission a reconnu que le glissement vertical a été exagéré par Dupuytren. Alors se présente une difficulté : lorsque la luxation est double, il y a encore claudication (1). Il se passe même parfois de tels mouvements dans les fausses articulations, qu'un malade était obligé, pour marcher plus commodément, de se sangler le bassin avec une ceinture appropriée. (*Clinique* de Dupuytren, t. III, p. 315.) Dans cette claudication, il y a renversement latéral du tronc, qui se fait alternativement à droite et à gauche. S'il n'y a pas de glissement latéral dans ce cas, ce dont je doute, parce que je n'ai pas fait les études nécessaires pour résoudre la difficulté, d'où vient l'oscillation latérale alternative ? On pourrait dire, par exemple, que le bassin doit s'incliner latéralement sur le fémur pour en rapprocher la ligne de gravité, de telle sorte que celle-ci aboutisse à la base de sustentation du pied antérieur, du côté vers lequel se renverse toujours le tronc dans ses oscillations latérales. Mais il faudrait pouvoir trouver des infirmes placés dans la situation qui m'occupe pour s'assurer de la justesse de l'explication; or, je n'ai pas encore pu le faire depuis que j'ai arrêté mon attention sur cette théorie; je la livre donc au jugement de ceux qui

(1) Hippocrate, *De Artic.*, § 29.

pourront être à même de la vérifier sur la nature. Sandifort dit, dans ses *Remarques sur les vices originels de l'articulation coxale* (p. 43), que les membres inférieurs décrivent en dehors un arc de cercle ; n'ayant pas observé ce phénomène ; nous pouvons assurer que s'il existe quelquefois, il n'est pas constant.

Tous les symptômes décrits plus haut sont plus évidents chez la femme que chez l'homme, parce que la première ayant le bassin plus large, les mouvements en sont plus apparents.

Dupuytren, décrivant le premier pas de la marche des personnes affectées de luxation congénitale, dit qu'on les voit « se dresser sur la pointe des pieds, incliner fortement la partie supérieure du tronc vers le membre qui doit supporter le poids du corps, détacher du sol le pied opposé et transporter péniblement ce poids d'un côté sur l'autre » (p. 221). Les difficultés dont il parle ne sont assurément pas générales ; nous n'en avons pas été témoins dans les cas que nous avons observés. Quant au phénomène en lui-même, il a été imparfaitement analysé. Au premier pas de la marche dans l'état morbide, comme dans l'état sain, le pied qui va se détacher du sol concourt toujours à porter le centre de gravité sur le pied immobile, et ordinairement son action suffit, et il n'y en a pas d'autre. Or, cette puissance, qui doit être le principal agent du transport du centre de gravité, Dupuytren ne l'a pas même mentionnée. Il prétend aussi qu'à chaque fois, lorsque ce transport a lieu, le bassin s'abaisse (p. 221) ; cette assertion offre encore une inexactitude. Dans la marche de l'homme sain, le bassin ne s'abaisse jamais des deux à la fois : la hanche correspondant au pied qui devient immobile s'élève, tandis que l'autre s'abaisse, parce que le bassin exécute un mouvement de bascule en tournant sur un axe antéro-postérieur qui traverse la tête du fémur du côté du pied immobile. Or, le bassin doit exécuter encore un mouvement de bascule dans les luxations congénitales, et non pas un seul mouvement d'abaissement dans sa totalité. Quelquefois la progression n'est possible qu'avec une béquille (Hippocrate, § 29), qu'avec une canne; quelquefois, elle est entièrement impossible, parce que le membre est trop court et trop atrophié (Hippocrate, *De artic.*, § 27).

Tandis que la marche des malheureux qui sont affectés de luxation originelle est souvent si disgracieuse par ses oscillations, et si pénible par les difficultés qui l'accompagnent, la course s'est montrée moins chancelante et moins pénible. (*Clinique* de Dupuytren, p. 216.) Ce fait, étonnant au premier abord, le paraît moins lorsqu'on y réfléchit un peu. En effet, si l'amplitude des oscillations est destinée à amener la ligne de gravité sur la base de sustentation du pied momentanément immobile, dans la marche, pour assurer l'équilibre pendant que le pied mobile se porte en avant, comme chacun des pieds qui touche le sol pendant la course ne le touche que le temps nécessaire pour imprimer une nouvelle impulsion en haut et en avant au centre de gravité, comme à chaque fois que le centre de gravité se précipite vers le sol il est relancé en l'air par une impulsion nouvelle, il n'est pas indispensable que la ligne de gravité aboutisse précisément à la base de sustentation, et que l'oscillation nécessaire pour l'y amener s'accomplisse, afin que le corps y repose en équilibre pendant que le pied du côté opposé se porte à son tour en avant. En d'autres termes, comme à chaque fois que le corps se précipite vers la terre il est repoussé par le pied qui touche le sol, il n'est pas nécessaire que le tronc fasse une grande inclinaison pour se mettre en équilibre sur un pied qui doit lui imprimer une nouvelle impulsion, et n'est pas destiné à le soutenir. Dupuytren n'a réellement point expliqué ce phénomène quand il a dit (p. 222), pour y parvenir, que « l'énergie de la contraction musculaire et la rapidité du transport du poids du corps d'un membre à l'autre, rendent presque insensibles les effets du défaut d'une cavité cotyloïde, et de fixité de la tête des fémurs. »

Marche de la maladie. Elle a été mal étudiée et, par suite, elle est mal connue. Comme on ne s'aperçoit du mal qu'à l'impuissance de marcher à l'âge où les enfants qui se portent bien marchent déjà, l'affection existe long-temps avant qu'on s'en aperçoive; et quand, plus tard, l'enfant parvient à marcher, ce n'est qu'avec peine et en boitant d'une manière plus ou moins choquante.

A mesure qu'il avance en âge les phénomènes de la maladie se prononcent, dit-on, davantage. C'est dans ce sens qu'en parle Dupuytren. (*Clinique* t. III, p. 224, 237, 238.) Suivant Sandifort le fils, les ligaments et les muscles peuvent céder de plus en plus, s'allonger, le raccourcissement des membres s'accroître, le glissement vertical de la tête du fémur augmenter d'étendue, et par suite la claudication avec la difficulté de la marche. (*Sandifort*, p. 43.) Si les choses se passent ainsi chez certains sujets, ce n'est pas ce qui arrive chez ceux où un cotyle très-distinct se développe sur l'ilium, soit parce que l'os se déprime, soit parce qu'il se forme par sécrétion ou ossiffication des parties molles un sourcil cotyloïdien très-fort et très-prononcé.

Cependant le cotyle primitif revenant sur lui-même, avec le temps, par suite de l'absence de la tête du fémur, quelquefois par suite de la pression de cette tête sur le bord de la cavité cotyloïde, et toujours par suite de la révolution nutritive, il se rétrécit et s'altère plus ou moins. Je ne saurais donc adopter la règle générale posée par MM. Humbert et Jacquier, qu'une cavité articulaire se conserve dans son état naturel, lors même que depuis long-temps elle n'est plus remplie par l'os qui l'occupait auparavant. (*Essai sur la manière de réduire les luxations*, p. 63.)

Causes des luxations congénitales. L'étiologie de cette affection ne tombe pas sous les sens; le raisonnement seul peut nous la faire apercevoir et connaître. Sans savoir pourquoi, on sait cependant que les femmes y sont plus sujettes que les hommes.

M. Breschet a pensé que les luxations congénitales pouvaient provenir d'un arrêt de développement du bassin et, en particulier, de la cavité cotyloïde. (*Clinique de Dupuytren*, t. III, p. 241.) A la rigueur cela est vrai pour les cas où les bords du cotyle sont trop peu saillants pour loger la tête du fémur. Il est évident alors qu'ils ne sont pas assez développés; et dire que la maladie provient d'un arrêt de développement du cotyle, c'est exprimer rigoureusement le fait, quand la luxation n'a pas d'ailleurs d'autre cause. Mais s'il y en a d'autres encore, la théorie peut être incomplète. On a donc eu tort de rejeter cette explication.

On a invoqué aussi une aberration de la force de formation ou du *nisus formativus*; et c'est la seule explication légitime; ce n'est même encore que la rigoureuse exposition du fait, car il est évident que dans la luxation congénitale du fémur l'articulation est vicieusement développée. La théorie de l'arrêt de développement rentre elle-même dans les cas de développement vicieux; et dans ces cas la tête du fémur peut n'avoir jamais habité dans le cotyle, qui est alors bien plus mal conformé que jamais.

Dupuytren s'est demandé si l'affection ne pourrait pas provenir d'un défaut d'organisation des germes ; et cela, suivant lui, expliquerait parfaitement les luxations doubles et héréditaires.

Trouvant probablement qu'il n'avait pas assez fait en imaginant une première théorie fort aventureuse, Dupuytren en imagina une seconde évidemment fausse, qui prouve combien nos connaissances en mécanique animale sont peu avancées, et par suite combien nos méthodes d'étude en physiologie sont insuffisantes.

Suivant lui, par suite de la flexion habituelle des membres inférieurs sur le tronc du fœtus dans le sein de sa mère, la tête du fémur faisant continuellement effort contre la partie postérieure et inférieure de la capsule, chez les individus moins bien constitués ou dont les tissus sont moins résistants, il pourrait arriver une luxation dans ce sens, qui se transformerait ensuite par l'action musculaire en luxation en haut et en dehors (p. 240).

Mais qui a jamais vu un os en repos se luxer? N'est-ce pas dans un mouvement, et dans un mouvement brusque et violent, que les luxations s'accomplissent? Or, l'enfant à l'état d'embryon est-il capable de mouvements énergiques, et à l'état de fœtus, quand, devenu plus gros, il est à l'étroit dans l'utérus, a-t-il assez de liberté pour se luxer une cuisse par ses mouvements?

D'ailleurs admettons un instant cette luxation inadmissible; a-t-on jamais vu une luxation ischiatique ou en bas se métamorphoser en une luxation iliaque, c'est-à-dire en haut et en arrière, par la seule action musculaire, sans mouvement du membre luxé, et sans le secours du poids du tronc, dont l'action se fait si bien sentir dans l'attitude debout et dans la marche?

Qui ne voit que les membres inférieurs du fœtus étant

constamment fléchis dans l'œuf, la capsule fibreuse se moule sur les os en se formant, et n'en éprouve aucune distension fatigante pour son tissu ?

M. Sédillot professe que les luxations qui nous occupent dépendent du relâchement de l'appareil ligamenteux et nullement d'un prétendu arrêt de développement. (L'*Expérience*, 1838, 27 décembre, p. 563.) S'il veut dire *d'un excès de longueur des ligaments*, il est évident qu'il est des cas où cette circonstance concourt à la production des luxations originelles ; mais on conçoit que dans ceux où il n'y a point de cotyle, ou point de tête, ni de col du fémur, l'excès de longueur des ligaments n'est pas nécessaire, et qu'on n'est point fondé à l'y supposer.

On a supposé aussi que ces luxations pouvaient être produites au moment de la naissance, par des tractions exercées maladroitement sur les membres pelviens, alors que le fœtus se présente par cette extrémité, ou que l'on en fait avec peu de soin la version dans la matrice ; cela peut arriver en effet ; mais alors, ou bien la luxation est préparée par un vice de l'articulation, ou elle ne l'est pas. Dans le premier cas, c'est une luxation congénitale et traumatique à la fois ; dans le second, c'est une luxation traumatique ou accidentelle seulement.

Enfin, M. Pravaz, dans votre séance du 22 janvier dernier, dans son second Mémoire, vous a exposé une nouvelle théorie sur la formation de cette maladie. Suivant lui, la cambrure des lombes, qui est généralement regardée comme un des symptômes et des effets des luxations congénitales, en serait aussi parfois la cause, et devrait même en être considérée comme la cause la plus fréquente. « La cambrure des lombes ou l'ensellure, dit-il, s'exagère plus ou moins toutes les fois que la partie antérieure du corps devient plus pesante, ou que le centre de gravité est porté plus en avant, ainsi qu'il arrive chez les femmes enceintes et chez les enfants menacés de carreau ou de rachitisme. Alors, en effet, la colonne vertébrale est obligée de s'infléchir davantage en arrière, pour reporter une partie du poids du tronc en arrière de son appui sur la tête des fémurs, et faire plus aisément équilibre au poids des parties antérieures. » Or, il résulte de là, suivant M. Pravaz, que l'axe du bassin subit un mouvement de bascule, par lequel son extrémité supérieure s'incline en avant et en bas, pendant que son extrémité inférieure se porte en arrière et en haut; il en résulte que la tête du fémur ne s'appuie plus contre le sourcil cotyloïdien, contre la partie la plus élevée du rebord de cette cavité, mais sur un point de son contour situé plus en arrière vers le point de soudure de l'ilium avec l'ischion dans un lieu où, par suite du défaut d'ossification dans les jeunes sujets, le bord du cotyle offre, en même temps qu'une moindre solidité, une échancrure assez profonde qui en diminue la hauteur, et qui permet à la tête du fémur de distendre la capsule dans ce sens, et d'y déterminer à la longue une luxation.

Vous voyez, Messieurs, que si une cambrure prononcée de la région lombaire peut produire une luxation congénitale, celle-ci ne se montrera jamais que plusieurs années après la naissance. Or, ces luxations congénitales sont rares.

Le gonflement du peloton cotyloïdien et l'hydropisie de l'articulation pourraient-ils luxer le fémur? Je le pense; mais cette luxation, fût-elle accomplie à la naissance, serait-elle bien une luxation congénitale, ou ne serait-elle pas plutôt symptomatique? Il faut convenir qu'ici nos distinctions se confondent.

Indépendamment des vices particuliers à chacune de ces théories, dont j'excepte les deux premières, elles ont toutes deux défauts communs : 1° elles supposent que le déplacement des parties articulaires n'a pas toujours été, et s'est accompli dans un certain moment de la vie intra-utérine, tandis que le contraire a évidemment lieu dans les cas où manquaient, par exemple, le cotyle et la tête du fémur; 2° elles sont trop exclusives, à l'exception de la seconde, parce que la luxation dépend presque toujours de plusieurs vices de formation dans les os et les ligaments qui dépendent eux-mêmes de l'aberration de développement.

Déductions. Sans admettre avec MM. Humbert et Jacquier qu'une cavité articulaire se conserve dans son état naturel, lors même que depuis long-temps elle n'est plus remplie par l'os qui l'occupait ; sans admettre que les changements qu'elle peut présenter viennent exclusivement de la pression exercée sur un point de sa circonférence par l'os sorti de sa place (p. 63, Humbert et Jacquier); puisqu'en réalité les cavités articulaires, à la suite des luxations, perdent moins de leur capacité qu'on ne le croyait naguère; puisque les faits cités plus haut, les observations de plusieurs autres auteurs, celles que tout le monde peut faire au musée Dupuytren, et dont nous avons profité pour décrire l'état anatomique de l'affection qui nous occupe; puisque tous ces faits prouvent que chez des sujets morts vieux avec des luxations congénitales, la cavité cotyloïde présente assez souvent, environ, la moitié de son étendue normale, et quelquefois davantage, lorsque la tête du fémur ne l'a pas rétrécie par sa pression sur un point de la circonférence cotyloïdienne; puisque d'ailleurs cette tête de fémur se montre aussi pour l'ordinaire diminuée de volume, de sorte que la disproportion entre le cotyle et l'extrémité sphéroïde qu'il doit recevoir est par cela même peu considérable et n'empêche pas que ces deux parties, remises en rapport, puissent former une articulation assez stable encore et susceptible d'une assez grande fixité dans ses mouvements; puisque la capsule fibreuse n'est pas toujours très-rétrécie entre la tête du fémur et le cotyle, il faut convenir que dans un certain nombre de sujets, nombre qu'il n'est pas, du reste, possible de déterminer dans l'état actuel de la science, l'état anatomique des luxations congénitales n'implique pas toujours impossibilité d'une coaptation entre les parties séparées, et que dans certains cas il autorise même les plus audacieuses espérances et encourage la prudence la plus timide. Ces faits favorables n'empêchent pas qu'il n'y en ait d'autres très-graves qui ne laissent aucune espérance au pronostic, aucune chance, aucune ressource à la thérapeutique. C'est dans ces cas qu'il faut s'en tenir aux moyens palliatifs : recommander l'usage d'une canne ou d'une béquille déjà proposé par Hippocrate, l'usage d'une ceinture recommandé par Paletta et Dupuytren, mais trouvé avant eux par l'intelligence des infirmes eux-mêmes.

Malgré tout ce que nous avons pu dire plus haut, notre honorable collègue, M. Bouvier, ne partage dans aucun cas nos espérances. Il assure que l'attache des faisceaux croisés divergents de la capsule ilio-fémorale fixe *invariablement* la base du col fémoral et s'oppose *invinciblement* à la réduction. (*Mém. sur la réduct. des lux. congén.*, p. 4, 1re colonne.) Il s'appuie, en outre, sur l'impuissance de ses efforts et des tentatives des autres chirurgiens, enfin sur le rétrécissement de la capsule ilio-fémorale entre la tête du fémur et le cotyle.

Comme l'impuissance du passé ne peut engager l'avenir, nous ne répondrons rien à la 2e objection. Quant à la 1re, nous dirons qu'il n'y a pas de résistance invincible pour des machines, et qu'il est d'autant plus aisé de les vaincre dans l'espèce, que le col du fémur n'est pas précisément fixé d'une manière invariable à sa base, car il ne tourne pas même sur un centre de mouvement fixe, mais bien sur un centre variable qui se déplace, plus ou moins, suivant les sujets et les mouvements de la cuisse. Qui ne conçoit d'ailleurs qu'avec des mouvements progressifs, gradués, ralentis au besoin, toujours prudemment essayés, toujours accompagnés d'un traitement convenable pour diminuer, calmer les douleurs, prévenir toute inflammation grave, on ne parvienne à la longue à vaincre la résistance d'une capsule fibreuse, au moins dans certains cas!

Quand à l'étroitesse du canal de la capsule, son influence est subordonnée au degré du rétrécissement, qui est très-variable, et à sa résistance à la dilatation.

Notre collègue objecte encore que les machines dont on mesure la puissance par les efforts d'imagination qu'elles ont coûté, ne fixent point le bassin et n'exercent qu'une contre-extension illusoire (p. 4, 2e col.) (1). Mais ce n'est

(1) Ce n'est pas seulement d'impuissance que M. Bouvier accuse la mécanique dans le traitement des luxations congénitales du fémur, il lui trouve bien d'autres inconvénients; ainsi il reproche aux moyens de contre-extension de confondre le canal de l'urètre, il prétend que l'inaction sur les appareils extenseurs altère la constitution des sujets; il est possible que tous ces accidents se soient rencontrés dans la pratique de M. Bouvier, mais qu'est-ce que cela tendrait à prouver? Une seule chose, c'est que M. Bouvier, anatomiste distingué, pathologiste érudit, et par dessus tout controversiste ardent et disert, manquerait de l'une des conditions qui font l'orthopédiste heureux, savoir l'aptitude à coordonner aux diverses indications qui se présentent les moyens mécaniques qui sont la matière médicale de l'orthomorphie. Si, moins dédaigneux des travaux de ses compétiteurs, il eut seulement parcouru le Mémoire que j'ai publié dans les *Archives générales de médecine*, il aurait appris par quelles précautions on peut fixer

pas là une difficulté en mécanique pratique, et il faudrait avoir bien peu d'imagination pour ne pas trouver un moyen de fixer solidement le bassin à l'aide d'une machine.

On pourrait aussi se demander si les muscles raccourcis par leur relâchement prolongé, par suite de l'ascension ancienne du fémur, ne doivent pas s'opposer à la réduction; des muscles raccourcis d'abord par leur ressort et ensuite par leur contraction vitale lente, puis, avec le temps, par les révolutions nutritives, résistent sans doute avec énergie; mais l'extension continue et la nutrition sous son influence leur rendent, avec le temps, la longueur qu'ils ont perdue.

Il est sans doute évident pour tout le monde que si l'on avait affaire à une luxation ancienne, accompagnée d'une dure et volumineuse tumeur qui annoncerait un cotyle osseux supplémentaire, à une luxation où l'on ne distinguerait ni glissement vertical, ni mouvement de bascule, on ne devrait pas penser à y appliquer les machines avec avantage et à réparer un mal qui est aussi bien guéri que possible et en tout cas immuable.

Après nous être occupés, dans ce qui précède, des principales questions qui nous paraissent de nature à éclairer le sujet, arrivons aux travaux de M. Pravaz.

Notre collègue, dans le Mémoire qu'il vous a lu le 27 mars 1838, a rapporté trois observations de luxations congénitales guéries, et dont la cure, pour deux de ces cas au moins, aurait été solide et durable. Chez le premier des trois sujets, les soins n'ont pas été suffisamment conti-

solidement le bassin sans meurtrir les parties molles, et comment on prévient les suites fâcheuses qu'un repos continu et prolongé pourrait avoir pour la santé générale des sujets soumis au traitement des luxations du fémur. (*Note de M. Pravaz.*)

nués, et la maladie paraît s'être reproduite. Ce cas fût-il un insuccès bien complet, et indépendant de la trop courte durée du traitement, que cela ne prouverait rien encore contre la méthode. Personne n'a et ne saurait avoir la prétention de guérir toutes les luxations congénitales (1). Le 22 janvier dernier, M. Pravaz a fait connaître, dans un second Mémoire, lu à l'Académie, un nouvel exemple de guérison de cette maladie; mais ce résultat était trop récent, trop incomplet encore, puisque le traitement n'était pas terminé, pour que nous puissions en faire la base d'un jugement. Quant aux deux autres cas, nous nous occuperons exclusivement de celui dont le sujet vous a été présenté. L'observation en a été relatée avec détails, et nous permet, par conséquent, d'arriver à une conclusion plus positive.

Il s'agit d'un jeune garçon de 7 ans, dont la claudication avait été reconnue dès l'âge de quinze ou dix-huit mois. M. Richard (de Nancy), ancien chirurgien en chef de la Charité de Lyon, qui connaissait l'enfant depuis sa naissance, détermina sa famille à le confier aux soins de M. Pravaz, et le traitement fut commencé au mois de

(1) Non seulement on ne saurait avoir la prétention de guérir toutes les luxations congénitales du fémur, mais il est encore certain que, dans aucun cas, la réduction ne peut rendre, ni à la conformation, ni à la marche, une régularité *complète*. Pour qu'il en fût autrement il faudrait que la cavité cotyloïde et l'extrémité articulaire, séparées dès long-temps, se fussent développées d'une manière normale, ce qui est tout-à-fait contraire aux lois de l'évolution des organes destinés à être en rapport réciproque de contiguité. L'exemple de guérison que j'ai présenté à l'Académie est peut-être un des plus satisfaisants que l'on rencontrera jamais, et l'on ne peut espérer que rarement un pareil succès; mais il n'en est pas moins vrai qu'en rétablissant la tête du fémur dans sa cavité, on rendra toujours aux malades un immense service, car la claudication qui résulte d'un peu de brièveté *absolue* du membre est beaucoup moins pénible que celle produite par une luxation. (*Note de M. Pravaz.*)

mars 1836. L'extension fut faite avec modération et avec des intervalles quotidiens de repos, pour allonger graduellement les muscles rétractés, en ménageant la faiblesse du sujet. Ce traitement préparatoire de la réduction durait depuis environ sept mois et paraissait toucher à son terme, lorsque, par un accident, l'enfant éprouva une espèce d'entorse du genou qui amena une inflammation vive et nécessita un traitement antiphlogistique. Au bout de six semaines, ces accidents furent dissipés. L'extension fut alors reprise, et, un mois plus tard, la réduction était obtenue.

Après la réduction, plusieurs des muscles pelvi-cruraux étaient fortement tendus. La pression qui résultait de la tête du fémur sur le lieu où elle était appuyée déterminait une douleur assez vive, que l'on modérait en continuant l'extension. Alors, le trochanter s'était effacé; *l'aine n'offrait plus la même dépression;* lorsque l'on refoulait le membre de bas en haut, la tête du fémur ne remontait plus sur la fosse iliaque, *mais communiquait au tronc le mouvement qu'elle avait reçu.*

Quoique l'extension eût été continuée et qu'un appareil latéral de contention eût été appliqué, l'enfant fit de tels efforts pour se soustraire à la douleur, que la luxation se reproduisit le lendemain. L'extension fut augmentée, et, en moins d'un quart-d'heure, M. Pravaz obtint le même résultat que la veille. Pendant plus de huit jours, il fallut, chaque jour, recommencer la même manœuvre, dont la nécessité ne se renouvela ensuite qu'à des intervalles de plus en plus éloignés. Cependant, il s'était déclaré un mouvement fébrile, que le régime suffit pour faire disparaître. Puis la pression latérale put être graduellement rendue plus énergique, et enfin la tête du fémur fut définitivement maintenue dans sa nouvelle situation. La flexion de la cuisse sur le bassin était d'abord impossible ; mais au bout de trois mois, pendant lesquels des mouvements passifs, des embrocations aidèrent à l'allongement des muscles, l'enfant pouvait s'asseoir. Alors commença l'usage de l'appareil à l'aide duquel M. Pravaz se propose de *tarauder* en quelque sorte, pour me servir de ses expressions, la cavité cotyloïde. C'est un char où le sujet se place à demi-couché, et qu'il met en mouvement avec ses pieds, en faisant exécuter à la cuisse des mouvements de flexion et d'extension alternatifs, pendant que le trochanter est fixé par une ceinture à pelote concave. Sous l'influence de cet exercice, répété deux fois par jour, l'articulation gagna peu à peu de la souplesse et de la force. Plus tard, l'enfant marcha avec des béquilles roulantes, et enfin, moins de sept mois après la réduction, il pouvait marcher sans appui. Deux dessins joints au Mémoire représentent les appareils dont M. Pravaz fait maintenant usage, et qu'il avait déjà décrits, en partie, dans les *Archives* (2e série, t. VIII, p. 321).

En même temps que M. Pravaz vous a présenté son Mémoire et l'observation dont nous venons de parler, il a déposé plusieurs pièces justificatives, que sa bonne foi et ses lumières auraient pu rendre inutiles pour ceux qui le connaissent, mais qui ne peuvent qu'ajouter à la valeur des indications fournies par lui-même. Ces pièces sont : 1° Une note de M. Richard, ex-chirurgien de la Charité de Lyon, qui suivit l'enfant dès son bas-âge ; qui a reconnu, en mesurant le membre du grand trochanter à la plante du pied, que ce membre était égal à l'autre, que les os coxaux n'étaient ni déviés ni inclinés, que le bassin n'était point déformé ; qui a reconnu l'existence de la luxation, après avoir cru d'abord à un autre vice de conformation ; qui a constaté la saillie plus grande du trochanter et sa plus grande distance de la ligne médiane, l'absence de la tête du fémur dans le fond du pli de l'aine, où d'ordinaire on peut sentir ses mouvements, la moindre distance du trochanter à la crête iliaque et à son épine antérieure, etc.; 2° Une attestation de M. Nichet, chirurgien actuel de la Charité, qui a observé l'enfant avant le traitement et pendant toute la durée du traitement; qui a suivi toutes les phases de cette cure, constaté, à de courts intervalles, et la position de la tête du fémur, et ses déplacements successifs après la réduction, et qui ne conserve aucun doute sur la nature de la maladie, non plus que sur le résultat obtenu; 3° Un rapport fait par M. Polinière, au nom d'une commission nombreuse de la Société de médecine de Lyon, et qui a aussi observé l'enfant avant, pendant et après le traitement, dont il atteste le succès en donnant un parallèle des symptômes de la maladie avant et après sa guérison. Ce parallèle ne laisse aucun doute dans notre esprit. (Voyez à la fin l'extrait du rapport de M. Polinière.)

D'après toutes ces attestations, je regarde donc l'enfant comme ayant été affecté d'une luxation congénitale. Personne d'ailleurs ne l'a nié, pas même M. Bouvier, puisqu'il croit qu'elle existe encore.

Quant à l'état actuel de cet enfant, vous avez pu vous-mêmes l'apprécier; beaucoup de membres de l'Académie l'ont vu, et votre commission tout entière s'est assurée qu'il n'y avait pas d'exagération dans les faits annoncés. D'ailleurs, voici les observations qu'un examen très-attentif a fournies à votre rapporteur :

Le membre droit, autrefois malade, est un peu plus long d'une ligne environ que le gauche.

Le grand trochanter et le col paraissent plus étendus d'arrière en avant ou plus épais. Il semble même que l'on sent, à travers les muscles minces de l'enfant, un relief à la circonférence de la tête, à son union avec le col, comme si la tête avait subi une déformation. La distance de la symphyse pubienne, au milieu de la surface externe du grand trochanter, en suivant une ligne horizontale, est sensiblement égale de chaque côté. Celle qui s'étend du milieu du grand trochanter au sillon médian des fesses est un peu plus courte du côté malade (d'une ligne et demie environ). Cela s'explique assez bien par l'amaigrissement de la fesse correspondante. La distance du grand trochanter à la crête iliaque, suivant une ligne verticale, est un peu plus faible aussi (d'une à deux lignes environ) du côté droit que du côté gauche. Cette apparence peut être due à un peu d'empâtement dans les attaches des muscles trochantériens.

Dans la station debout, le corps appuyé sur les deux jambes, le grand trochanter, la tête de l'os et la crête de l'os des îles, ne s'élèvent pas plus d'un côté que de l'autre.

Les arcs de cercle décrits par les extrémités inférieures des fémurs, alternativement fléchis et étendus, sont parallèles l'un à l'autre et sensiblement égaux, en sorte qu'ils ont à peu près le même centre.

Nous n'avons pu déterminer le moindre glissement vertical de la tête du fémur sur l'os des îles.

D'ailleurs, l'enfant marche facilement, et surtout sa marche n'est pas altérée par la claudication qui la rendait disgracieuse et si pénible.

D'après cet ensemble de caractères, d'après les renseignements fournis par le toucher, qui, à cause du peu d'embonpoint du sujet, permettait d'apprécier assez bien l'état et les rapports des parties, il nous a paru évident que la tête du fémur était réellement dans la cavité cotyloïde, ou la dépression variable qui en occupe à peu près la place. Quant au faible excès de longueur que le membre guéri présentait sur l'autre, il nous a été facile de l'expliquer par le peu de profondeur de la cavité nouvellement habitée.

Objections de M. Bouvier. Cependant, un contradicteur s'est trouvé dans un homme alors étranger à l'Académie, et qu'aujourd'hui elle s'honore de compter parmi ses membres. M. Bouvier a pensé que la réduction n'avait pas lieu, que l'enfant n'était pas guéri. Mais M. Bouvier ne s'est-il pas laissé influencer dans son jugement par son opinion préconçue de l'incurabilité des luxations congénitales? Dans l'examen qu'il a fait du petit malade, n'a-t-il pas été trompé par le préjugé qui l'empêchait de voir avec des yeux complètement libres? On serait tenté de le croire, quand on sait la divergence qui se trouve dans les observations de notre honorable collègue d'une part (*Mém. sur la réduct. des lux.*, p. 6, 2e col.), et, d'autre part, dans celles de tous ceux qui ont examiné l'enfant présenté par M. Pravaz. M. Bouvier, en effet, a cru trouver le membre encore plus court que celui du côté opposé : toutes les personnes qui l'ont vu et moi-même avons trouvé, au contraire, ce membre un peu plus long, ou au moins aussi long que le membre sain. M. Bouvier dit avoir senti la tête du fémur exécuter un mouvement d'arc de cercle, comme elle le fait dans les luxations encore existantes : personne, que je sache, n'a ressenti ce même mouvement chez le sujet dont il s'agit; mais comme notre collègue, profitant de la découverte de ce symptôme par M. Desprets dans les luxations accidentelles, l'a le premier trouvé dans les luxations congénitales, il a conclu que personne ne l'a remarqué, parce que personne ne le connaissait. Mais, si nous ne pouvons prouver directement l'absence de ce symptôme, nous y arriverons peut-être par une autre voie.

1° On a vu qu'en fléchissant en avant et en étendant alternativement les deux cuisses, l'extrémité inférieure des fémurs décrivait des arcs de cercle, sensiblement égaux et parallèles l'un à l'autre, en sorte qu'ils devaient avoir à peu près le même centre; n'est-il pas évident que si, d'un côté, la tête du fémur reposait au-dessus du cotyle et se portait en arrière de cette cavité, par un mouvement de bascule, pendant la flexion de la cuisse en avant, tandis que la tête du fémur, du côté opposé, tournerait sans se déplacer dans son cotyle, il y aurait nécessairement un défaut de parallélisme dans les arcs décrits par les deux genoux?

2° Pour que la tête du fémur se portât de dessus le cotyle en arrière par un mouvement demi-circulaire, pendant la flexion de la cuisse, où notre collègue dit l'avoir sentie (mém. cité, p. 6, 2e col.), il faudrait que la tête du fémur fût placée au-dessus du cotyle, et conséquemment que le membre fût plus court; or, nous venons de voir qu'il est plus long, donc il n'y a pas de mouvement de bascule. M. Bouvier peut répliquer qu'il l'a trouvé plus court, mais nous tous, qui l'avons examiné comme membres de la commission, et par conséquent avec beaucoup de soin, nous l'avons trouvé plus long ou au moins aussi long que l'autre membre. Notre collègue ne peut plus nous dire que, n'étant pas prévenus de la possibilité de ce fait, il a bien pu nous échapper. Ainsi, en prouvant l'allongement du membre, ou du moins en prouvant que le membre autrefois malade n'est pas plus court que l'autre, je crois avoir suffisamment prouvé l'absence du mouvement de bascule que M. Bouvier pense avoir constaté; et, comme il s'est trompé sur le raccourcissement du membre, je ne suis pas étonné qu'il se soit fait illusion sur le mouvement de bascule.

Cependant, notre collègue ayant proposé à la commission de lui faire voir plusieurs malades affectés de luxation congénitale, afin qu'elle pût juger les analogies qui existent entre leurs caractères et l'état du petit malade de Lyon, la commission, ardente à s'éclairer, se rendit avec empressement à son invitation. Or, voici le résultat de l'examen auquel nous nous sommes livrés sur quatre sujets présentés par M. Bouvier, et dont le plus âgé n'avait que cinq ans et demi.

Le membre malade était généralement plus grêle et tourné tantôt en dedans, tantôt en dehors, tantôt en avant.

Sur tous les sujets nous avons trouvé un raccourcissement du membre très-sensible, même dans le décubitus, et variable entre six et dix-huit lignes, ainsi qu'il résulte des procès-verbaux ci-joints. Dans la station debout nous avons trouvé les membres plus courts, mais tous deux à la fois et dans le même rapport. Entre le grand trochanter et la crête iliaque nous avons observé une diminution de distance à peu près correspondante au raccourcissement du membre.

Sur tous les sujets nous avons constaté l'existence du mouvement d'arc de cercle décrit par la tête du fémur dans les mouvements alternatifs de flexion et d'extension du membre. Nous avons aussi constaté que la tête du fémur pouvait être sentie, dans l'extension, distinctement de la saillie du grand trochanter, au moins en imprimant au membre un mouvement de rotation.

Les mouvements spontanés nous ont paru, en général, plus bornés du côté malade. L'abduction était constamment moindre, tandis que l'adduction était au contraire plus facile que l'abduction. La rotation était, sur les uns, plus étendue en dehors, sur d'autres, plus étendue en dedans, qu'elle ne l'est d'habitude; chez tous, le mouvement d'arc de cercle de la tête du fémur a été manifeste.

Quant au mouvement de glissement vertical de la tête du fémur sur la fosse iliaque, nous l'avons étudié avec d'autant plns de soin que M. Bouvier est persuadé, contre l'opinion générale, qu'il n'existe pas. Dans un cas, il a paru à M. Blandin et à moi qu'il existait à un faible degré et que l'allongement du membre était plus facile à droite qu'à gauche. MM. Nacquart et Bouvier n'en ont *pas été bien convaincus.* Dans un autre cas, il a paru sensible à toute la commission. Chez un troisième sujet, il a paru à peu près nul à M. Nacquart, douteux à M. Sanson et à moi : M. Blandin manquait à cette séance. Enfin, chez le quatrième, je l'ai également trouvé sensible; l'opinion de M. Nacquart, qui assistait seul avec moi à cet examen, n'a pas été notée.

Dans toutes ces recherches, nous avons toujours tiré sur les deux membres successivement, même quand il n'y avait qu'une luxation, pour juger par comparaison de leur allongement. Nous avons d'abord cherché à fixer le bassin, en le soutenant avec le pouce appliqué par sa base au-dessous de l'épine antérieure et supérieure de l'ilium, tandis que nous tirions sur la jambe correspondante avec l'autre main. Comme M. Bouvier trouvait ce moyen d'assujétir le bassin insuffisant, votre rapporteur a proposé de le fixer en plaçant le pouce sur l'ischion et les autres doigts de la même main, en même temps, sur l'épine antéro-supérieure de l'ilium. Ce moyen, qui a paru beaucoup plus solide, n'a été mis en usage que chez le dernier malade cité plus haut comme étant le troisième, et c'est chez lui que le glissement vertical a paru le moins sensible. Il y a donc lieu de répéter encore ces expériences, car elles demandent plus de soin et d'habitude qu'on ne le supposerait au premier abord. Il n'est donc pas étonnant que notre collègue M. Bouvier en nie l'existence et accuse Dupuytren de s'être trompé à cet égard.

Il faut convenir que les sujets qu'il nous a soumis viennent, jusqu'à un certain point, à l'appui de son opinion, puisque, sur un seul, le glissement a été manifeste pour tous les commissaires, et que, sur les autres, il a été peu sensible ou douteux, surtout dans le dernier, où l'on a mieux réussi à fixer le bassin. Mais il faut, peut-être, à cet égard, tenir compte de l'étendue du déplacement, du poids du tronc et de l'ancienneté de la luxation qui, d'après les observations de Dupuytren, augmentent réellement le déplacement. (*Leçons de clinique*, p. 224, 237, 238.)

Une autre cause encore qui dépend de l'âge des sujets, peut aussi modifier les résultats; c'est le degré d'intelligence et de docilité que l'on peut trouver en eux pour ne pas contracter leurs muscles, au moment où l'on exerce les manœuvres nécessaires pour obtenir ce glissement; sous ce rapport, on peut, en général, faire des observations assez exactes chez les adultes. Mais chez des enfants qui s'effrayent facilement, qui ont assez d'intelligence pour redouter les épreuves auxquelles on les soumet, trop peu pour comprendre ce qu'on leur demande, et pour abandonner leur membre dans le relâchement quand on les engage, et surtout alors qu'ils voient occupés autour d'eux plusieurs hommes qui leur sont inconnus, il devient fort difficile d'obtenir des résultats de quelque valeur. Il en est sur ce point comme de l'exploration du ventre par le palper chez les enfants, qui offre à cet égard tant de difficultés et d'incertitude au médecin. On conçoit donc que les résultats de nos observations auraient eu besoin, pour acquérir plus de valeur, d'être vérifiés à plusieurs reprises et dans des circonstances différentes, en employant toutes les précautions convenables pour calmer les craintes des enfants et détourner leur attention; or, cela ne nous a pas été possible dans les circonstances où nous étions placés. Toutefois, nous pouvons dès aujourd'hui déclarer que l'on a exagéré ce mouvement de glissement vertical, parce que l'on confondait avec lui l'inclinaison du bassin produite par les tractions que l'on exerçait sur le membre. Il est certainement bien moins prononcé qu'on le croyait avant les critiques élevées sur ce sujet par notre habile collègue M. Bouvier; mais nous croyons qu'il est allé à son tour trop loin et qu'il s'est montré trop absolu en niant ce mouvement dans tous les cas.

D'ailleurs, il est bien évident qu'il ne saurait y avoir de glissement vertical, pas plus que de mouvement d'arc de cercle de la tête du fémur, lorsqu'il s'est formé une nouvelle cavité articulaire profonde.

Cependant, quoique ces diverses observations, faites en présence de M. Bouvier, ne fussent en rien contradictoires avec les faits que nous avions constatés sur le malade de M. Pravaz, et ne pussent en atténuer la valeur; quoique l'opinion de la commission fût bien arrêtée, nous ne voulûmes laisser échapper aucune lumière, désirant éclairer autant que possible la religion de l'Académie et nous assurer davantage encore contre toute erreur. Dans ce but, je chargeai, avec le consentement de la commission, au mois de mai de l'année dernière, mon frère, qui devait passer à Lyon, de revoir le sujet qui vous a été présenté, et de répondre à une série de questions que je lui avais posées. Pour se prémunir contre toute illusion, il avait vu, avec la commission, un des malades de M. Bouvier, il en avait vu un autre avec notre collègue, qui l'avait mis parfaitement au courant de ses idées, de ses expériences de diagnostique et de ses objections ; or, voici ce qu'il répondit à mes questions.

« J'ai examiné le petit malade, comme tu le désirais, en présence de MM. Richard et Nichet, qui ont apporté la plus grande complaisance et le plus honorable empressement à m'assister dans cette occasion. Cet examen, fait le 29 mai, avec beaucoup de soin, en répétant un grand nombre de fois toutes les observations pour leur donner plus de précision, a fourni les résultats suivants :

« 1° L'enfant étant couché sur un plan horizontal, dans une rectitude parfaite, et les points saillants du bassin placés sur le même niveau transversal, le membre inférieur droit, qui est le malade, paraît, à la première vue, un peu plus long que celui du côté opposé, ce qui tient peut-être en partie à ce qu'il est plus maigre que le membre sain. La rotule, particulièrement, est moins développée sur le genou droit que sur le gauche.

« 2° Dans la même position, les membres étant parfaitement étendus, j'ai mesuré leur longueur avec un cordon appliqué, par une extrémité, au sommet de l'épine iliaque antérieure et supérieure, par l'autre, au sommet de la malléole externe, et j'ai trouvé :

Du côté droit,	22 pouces 11 lignes.
Du côté gauche (sain),	22 p. 10 lig. ou 10 l. 1/2.

« 3° Du grand trochanter au sommet de la malléole externe, il y a :

Pour le membre droit (malade),	21 p. 3 lignes.
Pour le gauche,	21 p. 2 lignes.

« 4° De l'épine iliaque au côté interne de l'articulation du genou, au point de contact de la tubérosité interne du fémur et de celle du tibia, en choisissant un lieu exactement correspondant :

Pour le membre droit,	13 pouces 2 lignes.

Pour le gauche, distance sensiblement égale.

Nota. L'amaigrissement du membre malade a pu, dans ce dernier cas, dissimuler son faible excès de longueur, en permettant au cordon un trajet plus direct. Mais, en résumé, dans toutes ces mesures, le membre malade (ou autrefois malade) a toujours été trouvé un peu plus long ou au moins aussi long que le membre sain.

« 5° Le corps étant toujours dans la même position, j'ai soulevé les genoux, de manière que les cuisses formassent un angle droit avec l'axe du tronc, les jambes étant fléchies à angle aigu sur les cuisses et les pieds reposant sur un support d'égale épaisseur. Alors, pendant que les membres étaient bien fixés dans cette position, j'ai étendu le cordon depuis l'épine iliaque jusqu'au sommet de la malléole interne, en suivant la longueur du membre et passant sur le milieu de la rotule, et j'ai obtenu des deux côtés une égale distance.

« 6° Dans la même situation, j'ai appliqué une règle en travers sur les genoux rapprochés au contact; puis, j'ai mesuré, de chaque côté, la distance de cette règle au sol, et j'ai trouvé la même hauteur.

« Je n'ai pas besoin de dire que, dans ces deux dernières expériences, les pieds étaient placés sur le même niveau par leurs extrémités.

« Des résultats semblables ont été obtenus en fléchissant les cuisses sur le tronc à angle un peu aigu.

« 7° L'enfant étant placé sur le côté, les deux membres ont été fléchis simultanément, à angle obtus et à angle droit, sur le tronc, et les genoux se sont toujours trouvés sensiblement sur le même niveau.

« 8° J'ai mesuré la distance qui sépare l'épine iliaque antérieure et supérieure de l'angle supérieur et postérieur du grand trochanter, et j'ai trouvé :

Du côté droit, 3 pouces 3 lignes.

Du côté gauche, 3 pouces 1 ligne et demie.

« 9° J'ai examiné avec le plus grand soin et très-longuement l'extrémité supérieure des cuisses, l'enfant étant debout, puis couché, les membres étant en repos et en mouvement communiqué, et il m'a été impossible de distinguer entre les deux membres aucune différence notable, de sentir, du côté droit, ou la tête du fémur au-dessus du grand trochanter, ou les mouvements d'arc de cercle qu'elle décrit dans les luxations existantes, et que j'ai pu parfaitement apprécier chez les deux malades de M. Bouvier, que j'ai vus à Paris et à Auteuil.

« 10° De même, en appliquant le pouce sur le côté interne de l'articulation coxo-fémorale, dans le pli de l'aine, le reste de la main embrassant le côté externe, il m'a été impossible de reconnaître aucune différence, aucun vide, aucun enfoncement vers la cavité cotyloïde du côté malade, et cette cavité m'a paru, des deux côtés, également remplie par la tête fémorale.

« 11° Enfin, l'enfant étant debout, la fesse du côté malade se montre moins saillante, moins volumineuse et moins étendue de dedans en dehors qu'on ne le voit du côté opposé, ce qui paraît provenir de l'atrophie graisseuse et musculaire du côté malade; et son pli inférieur est aussi moins profond, mais à peu près sur le même niveau que l'autre.

« 12° Du reste, dans la station verticale, les deux membres sont également étendus et les pieds appliqués sur le sol par toute leur longueur. Il en est de même dans la marche et lorsqu'on arrête la marche. Pendant ce mode de progression, on s'aperçoit que le membre malade conserve encore un peu plus de raideur et de faiblesse que le membre sain.

« En réponse à tes dernières questions, j'ajouterai, d'après M. Pravaz et MM. Richard et Nichet, que le traitement de l'enfant a commencé le 20 mars 1836; que, dans cette année, les moyens curatifs de la luxation ont été suspendus pendant six semaines, à cause d'un engorgement inflammatoire du genou, produit par un accident, et que la réduction, après avoir été plusieurs fois tentée, fut obtenue pour la première fois le 9 janvier 1837.

« Lorsqu'on faisait la réduction, on sentait la tête fémorale rentrer dans sa cavité, et il fallait alors continuer l'extension pendant quelques instants, à cause de la douleur qui était occasionnée d'abord par la pression de cette tête contre l'enfoncement cotyloïde. On la sentait aussi s'échapper quand la luxation se reproduisait, et l'enfant avertissait quand elle était près de se reproduire, car il sentait très-bien le fémur se dégager de cette position pour reprendre sa situation anormale.

« Quant à l'autre malade, Mlle. M., il m'a été impossible de la voir, parce qu'elle est retournée dans sa famille, à trente lieues de Lyon. »

Signé : Gerdy jeune, Richard, Nichet (Jean),
Chirurgien en chef de la Charité.

Non content d'avoir fait visiter le malade de M. Pravaz une première fois, l'an passé, par mon frère, dont les anciens titres de lauréat des hôpitaux et de la Faculté, dont le titre d'agrégé à la Faculté de médecine de Paris doivent vous inspirer de la confiance, je l'ai chargé de visiter encore le même malade, cette année, en passant à Lyon, afin de multiplier les preuves avec excès, et de nous rassurer tous sur la solidité de la guérison obtenue par M. Pravaz. Or, voici la seconde lettre de mon frère :

« D'après le désir que je témoignai à M. Pravaz de revoir son petit malade, il s'empressa de m'en fournir les moyens, quoique les circonstances fussent très-défavorables. En effet, le père et la mère de cet enfant étaient presque expirants d'une affection typhoïde; l'enfant avait été éloigné d'eux et conduit dans le village de Savigny, à sept lieues de Lyon, où il était lui-même tombé malade. Il commençait à aller un peu mieux en ce moment, et à reprendre quelque nourriture. Je consacrai la journée du 31 mai à faire ce voyage, et je me rendis, avec M. le docteur Nichet, auprès de l'enfant, M. Pravaz lui-même étant retenu à Lyon. Nous trouvâmes le petit malade au lit, à deux heures après midi, et il n'en était sorti encore qu'une ou deux fois les jours précédents, et pour peu de temps. Il était pâle et faible, mais sans souffrances, et la fièvre qu'il avait éprouvée antérieurement s'était en partie dissipée. Cependant, son état ne paraissant être qu'un commencement de convalescence encore peu décidée, il n'était pas possible de le soumettre à un examen aussi long et aussi varié que je l'eusse fait en toute autre circonstance. Je dus me borner à recueillir quelques-unes des données les plus importantes.

« Le membre guéri est toujours un peu plus mince et plus maigre que l'autre; mesuré de l'épine iliaque antérieure et supérieure à la malléole externe, il présente une ligne de plus de longueur que celui du côté opposé, lorsque l'enfant est couché. Je l'ai fait mettre debout, les deux membres également appuyés, et j'ai trouvé à tous deux une longueur égale. Entre les grands trochanters et les crêtes iliaques, la distance m'a paru sensiblement égale aussi, mais je n'ai pu la mesurer avec autant de précision. Le petit malade a devant moi traversé la chambre deux ou trois fois, en s'appuyant sur la main d'une autre personne, car sa faiblesse ne lui permettait pas de marcher seul, et sa marche m'a présenté le même caractère que l'an dernier : un peu de raideur dans le membre guéri, ce qui peut bien dépendre en grande partie de l'habitude qu'a prise le malade de marcher avec un appareil qui soutient en dehors le grand trochanter, et qu'on lui fait porter, non pas constamment, mais habituellement, par excès de précaution. En effet, les mouvements du membre, examinés lorsque l'enfant est couché, sont bien plus libres que l'année dernière, et la flexion et l'abduction sont, à peu de chose près, aussi étendues que du côté sain. En appuyant fortement avec l'extrémité des doigts, soit en arrière du grand trochanter, soit en avant, dans le pli de l'aine, on sent, dans les mouvements de flexion et d'extension, la tête osseuse tourner dans sa cavité, mais sans décrire en aucune manière les mouvements d'arc de cercle qui existent dans les luxations. On éprouve, du reste, les mêmes sensations en explorant le côté sain, seulement elles y sont peut-être un peu moins distinctes : or, il faut remarquer que les muscles sont plus minces du côté affecté, et sans doute aussi la cavité moins profonde. Au total, la réduction me paraît bien constante, et j'en ai trouvé en quelque sorte une nouvelle preuve en examinant, le soir du même jour, chez M. Pravaz, deux jeunes personnes qui y sont en traitement, l'une dont il est fait mention dans le dernier rapport de la Société de médecine de Lyon, que tu as dû recevoir depuis mon départ, et dont la guérison ne paraît plus avoir besoin que d'être consolidée ; l'autre, chez laquelle on ne fait l'extension que depuis peu de temps. Chez celle-ci, les symptômes de la double luxation qu'elle porte sont évidents, le mouvement d'arc de cercle de la tête fémorale bien sensible, etc. Chez la première, la tête du fémur est solidement fixée dans le point où elle a été amenée par le traitement, et qui correspond à la cavité cotyloïde ; les symptômes de la luxation ont disparu : seulement la tête du fémur est encore un peu plus mobile que dans l'état normal, et cela m'a paru provenir de ce qu'elle était placée dans une cavité moins profonde que d'ordinaire et plus évasée. » *Signé* : V. Gerdy.

D'après tout cela, Messieurs, est-il possible de contester le succès obtenu par M. Pravaz ? Nous ne le pensons pas, au moins quant au jeune garçon dont nous venons de vous entretenir ; et pour n'assurer que ce que nous avons vu par nous-mêmes, *nous affirmons que ce jeune malade n'est point affecté aujourd'hui de luxation congénitale.*

Pour le troisième fait rapporté dans le premier Mémoire dont nous avons à vous rendre compte, et pour celui que M. Pravaz vous a fait connaître dans sa dernière communication, quoiqu'ils soient entourés de toutes les garanties désirables et qu'ils reçoivent encore, de leur liaison avec le fait précédent, un plus grand caractère de vérité, cependant, n'ayant pas vu les sujets, nous ne pouvons pas nous prononcer.

On peut encore demander si la réduction de la luxation, dont nous venons de rapporter l'histoire, est solide et durable, jusqu'à quel point l'enfant pourra se passer de toute machine et quand il pourra l'abandonner entièrement. Ce sont des questions que le temps seul peut résoudre.

Mais telle quelle est, la guérison de l'enfant est tellement avantageuse, qu'elle autorise les chirurgiens à entreprendre le traitement des luxations congénitales qui paraissent réductibles par les divers caractères qui les accompagnent et que nous avons exposés plus haut.

Réclamation de M. Humbert. Mais une autre question se trouve annexée à celle-ci, et appelle la solution de l'Académie. M. Pravaz, dans son Mémoire, en reconnaissant à M. Humbert le mérite d'avoir le premier conçu et signalé la possibilité de guérir les luxations congénitales, conteste l'efficacité de la méthode employée par cet orthopédiste, la valeur des faits qu'il a cités à l'appui, et nie la possibilité de réduire immédiatement de pareilles luxations, comme M. Humbert prétend l'avoir fait dans certains cas. En un mot, il accorde à M. Humbert le mérite de l'idée première, mais de l'idée seulement, et réclame pour lui-même la priorité de l'exécution réelle, et le mérite d'avoir obtenu la première guérison. Pour résoudre cette difficulté avec une complète certitude, il eût fallu à votre commission beaucoup de renseignements qui lui ont manqué. En effet, nous ne connaissons les résultats obtenus par M. Humbert que par les faits contenus dans l'ouvrage qu'il a publié de concert avec le docteur Jacquier. Or, ces faits sont presque tous beaucoup trop succinctement et trop incomplètement rapportés pour que l'on puisse en rien conclure. Un seul est donné avec la plupart des détails désirables, et celui-là, nous devons le dire, ne paraît pas favorable à M. Humbert. La luxation existait du côté droit, chez une jeune fille de 11 ans, qui marchait et boitait depuis l'âge de 15 mois. Les épines iliaques étant sur le même niveau, le membre malade était de deux pouces cinq lignes plus court que l'autre membre. Cependant, il n'y avait que quinze lignes de différence de hauteur entre les trochanters, ce qui semblait annoncer une atrophie considérable du fémur dans sa longueur. L'extension et la réduction furent faites en cinquante-cinq minutes, et alors les deux membres se trouvèrent égaux, malgré cette inégalité antérieure de quatorze lignes dans l'étendue intermédiaire aux grands trochanters et à l'extrémité inférieure des membres. Et puis, deux mois et demi plus tard, les membres sont indiqués toujours égaux, mais les épines iliaques sont inégalement abaissées, c'est-à-dire que les membres n'étaient plus égaux ; et alors M. Humbert attribue cette disposition à une différence de développement des os coxaux. Il serait difficile de dire ce qui a eu lieu réellement dans ce cas ; mais, d'après les circonstances que nous venons de rapporter et les autres détails de l'observation, il nous paraît extrêmement probable que ce n'était pas une véritable réduction.

M. Pravaz étant arrivé à dire, après M. Richard (de Nancy), que M. Humbert, dans ses réductions immédiates, transformait seulement des luxations iliaques en luxations sciatiques; qu'après avoir amené la tête du fémur dans l'échancrure sciatique, il l'y fixait par ses appareils, et produisait ainsi une amélioration notable dans l'état des malades, mais non une guérison (1), M. Humbert a répondu par une note adressée à l'Académie, mais dans laquelle il oppose surtout à ses adversaires des dénégations,

(1) M. Bouvier a nié fort gratuitement cette transformation dont MM. Blandin et Martin ont reconnu la possibilité chez deux sujets affectés de luxation congénitale du fémur. J'ai fait remarquer, d'ailleurs, avant M. Bouvier, que l'amélioration obtenue chez certains malades par M. Humbert avait aussi quelquefois pour cause un simple changement d'inclinaison du bassin produit par les moyens d'extension ; mais cette sorte d amendement s'observe surtout dans les cas de luxation spontanée.

En contestant l'explication donnée par M. Richard (de Nancy), M. Bouvier aurait dû dire comment il se rend compte des douleurs névralgiques, se propageant tout le long du membre, qui ont été observées immédiatement à la suite des manœuvres de réduction de M. Humbert. Pour moi, je persiste à les considérer comme produites par la pression qu'exerce sur le nerf grando-sciatique la tête du fémur portée dans l'échancrure sacro-sciatique. (*Note de M. Pravaz.*)

des affirmations, et leur demande pourquoi sa conviction dans ses succès ne vaudrait pas leur conviction contraire? Ce mode d'argumentation, très-propre à jeter des doutes sur les assertions de M. Pravaz, ne prouve rien en faveur de celles de M. Humbert. Il y a joint quelques réflexions générales sur la possibilité de rendre, en peu d'instants, aux muscles raccourcis une longueur suffisante, et ces réflexions ne nous ont pas non plus semblé de nature à prouver cette proposition. Nous ne concevons même pas comment un effort, réfléchi un grand nombre de fois par des appareils compliqués, et qui se réduit toujours, en dernière analyse, à une traction exercée dans un sens déterminé, peut différer d'une simple traction agissant immédiatement dans une direction déterminée. Enfin, M. Humbert finit par dire qu'il y a à Paris, non pas comme à Lyon, un sujet, mais dix guéris par lui, et qui ne demanderont pas mieux que d'en fournir la preuve aux gens de l'art. Nous invitons sincèrement M. Humbert, dans l'intérêt de la science et de l'humanité, et dans son propre intérêt, à faire connaître à l'Académie les personnes dont il parle, à nous fournir les moyens de les examiner, et nous serons heureux de pouvoir lui rendre justice et de consacrer ses droits. En attendant ces preuves, nous ne pouvons qu'émettre, sur la nature des résultats par lui obtenus, des doutes parfaitement fondés (1).

(1) Au lieu de se livrer à des suppositions injurieuses contre un médecin aussi désintéressé dans la question et aussi distingué que M. Joffre, M. Humbert aurait dû depuis long-temps montrer à l'Académie de médecine quelques-uns des dix ou douze sujets résidant à Paris, qu'il prétend avoir guéris; car c'est un pitoyable argument de dire qu'il est aussi croyable que moi dans ses affirmations, comme si je m'étais contenté de proclamer moi-même mes succès, et que je n'eusse pas appelé à les constater l'élite des chirurgiens et des médecins de Lyon et de Paris.

(*Note de M. Pravaz.*)

Ce n'est pas cependant que nous voulions nier qu'on puisse, en aucun cas, réduire en peu d'instants une luxation congénitale déjà ancienne. M. Sédillot a recueilli une pièce sur laquelle, après la mort, la luxation put être réduite sans grande difficulté, en laissant, il est vrai, le membre dans une flexion invariable, et l'on conçoit qu'à la rigueur, sur certains sujets fort jeunes, peu irritables, ayant des muscles peu puissants et facilement extensibles, la réduction, peut-être, pourrait s'obtenir assez rapidement. Mais, en tout cas, ce ne seraient là que de très-rares exceptions, et encore faudrait-il, pour les établir, des faits bien démontrés. D'ailleurs, pour être complètement justes, nous devons dire aussi que, parmi les cinq faits cités dans l'ouvrage de MM. Humbert et Jacquier, il en est deux dans lesquelles la réduction a été obtenue, chez l'un des sujets, après quarante jours, chez l'autre, après deux mois et demi d'extension, ce qui permet de concevoir rationnellement et physiologiquement un pareil succès. Mais ces observations, du reste, sont tout-à-fait insuffisantes pour établir la vérité du fait, et jusqu'à ce que l'orthopédiste, d'ailleurs fort distingué, de Morley, ait prouvé, par des exemples irrécusables, qu'il a non seulement amélioré la position des malades, mais bien réellement réduit des luxations congénitales, nous serons obligés de douter de ses succès.

En résumé, Messieurs, il résulte, ce nous semble, du travail auquel nous nous sommes livrés, que les luxations congénitales du fémur, soit qu'elles aient précédé la naissance, soit qu'elles datent de l'époque de la naissance, ou bien qu'elles soient postérieures à la naissance et qu'elles aient été préparées par une disposition originelle, par un vice de l'organisation, présentent assez souvent, même au bout d'un temps fort long, et surtout dans les premières années de la vie, une conformation des parties articulaires qui n'exclut pas complètement la possibilité d'une réduction de la luxation ; que l'état des parties molles environnant ou concourant à former l'articulation, s'il s'oppose à la réduction extemporanée, au moins dans l'immense majorité des cas, ne saurait s'opposer à une réduction préparée par l'extension lente et continue du membre ; qu'il est rationnel d'ailleurs de penser que, si la tête du fémur peut, dans certains cas, déterminer sur la fosse iliaque, où elle ne s'appuie que très-obliquement, un travail qui lui forme une nouvelle cavité articulaire, à plus forte raison elle pourra, si elle est replacée sur l'orifice de la cavité cotyloïde, et pourvu que cette cavité lui permette de se maintenir dans cette position avec l'aide d'appareils convenables, elle pourra, dis-je, développer, creuser, agrandir, en tous sens, le cotyle et s'y former une articulation plus ou moins solide.

Il résulte encore de ce travail que l'enfant traité par M. Pravaz pour une luxation congénitale, constatée par MM. Richard (de Nancy) et Nichet, ne présente plus aucun symptôme de cette affection, et que cet enfant, dont le membre a la longueur, la direction et la conformation normales, remplit aujourd'hui assez bien ses fonctions dans l'attitude debout, dans les mouvements partiels et dans la marche, quoiqu'il soit un peu moins fort et moins souple que la cuisse du côté sain ; que, si le mouvement d'arc de cercle de la tête du fémur existe constamment dans les luxations congénitales sans formation d'une nouvelle cavité articulaire, il n'est point suffisamment prouvé qu'il n'en soit pas à peu près de même du mouvement de glissement signalé par Dupuytren et ceux qui l'ont suivi, mais que cependant ce mouvement est beaucoup moins prononcé qu'on ne l'a cru jusqu'au moment où M. Bouvier, notre collègue, a signalé les erreurs commises à cet égard; que si ces deux mouvements, du reste, ne sont pas constants et indispensables au diagnostic de la maladie, ils ont d'ailleurs une grande importance pour le pronostic, parce que leur existence peut servir à démontrer qu'il ne s'est pas formé une pseudarthrose immuable, que la réduction est utile et qu'elle offre des chances de succès.

Enfin, il en résulte que si M. Humbert a le mérite d'avoir conçu le premier la possibilité de la réduction des luxations congénitales, il n'est nullement prouvé qu'il ait obtenu de véritables succès, et qu'à M. Pravaz paraît appartenir l'honneur d'avoir le premier prouvé, par des faits authentiques, les ressources de l'art contre cette funeste difformité (1).

En conséquence, nous proposons à l'Académie de remercier l'auteur de son importante communication, et de renvoyer son travail au comité de publication pour être inséré parmi les Mémoires de l'Académie.

Paris, le 10 septembre 1839.

J. Blandin, Nacquart, *commissaires.*
Gerdy, *rapporteur.*

(M. Sanson n'a pas signé, parce qu'il est absent et à la campagne pour sa santé.)

(1) Les lecteurs de la *Gazette médicale* qui se souviennent de la note ajoutée au compte-rendu de la séance de l'Académie royale de médecine du 27 mars 1838, note par laquelle M. Jules Guérin annonçait avoir obtenu six réductions de luxations congénitales du fémur, ont dû éprouver quelque étonnement de ne voir produire aucun de ces faits à l'occasion des débats animés auxquels a donné lieu le rapport de M. Gerdy. Dans l'intérêt de la science, comme dans celui de cet orthopédiste, l'opportunité d'une semblable communication était incontestable. Comment se fait-il donc que personne dans l'Académie n'ait eu la pensée de la provoquer, pour trancher la question en litige par un examen sur lieu? C'est que personne n'avait pris au sérieux l'annonce de M. Guérin. (*Note de M. Pravaz.*)

EXTRAIT

DU RAPPORT DE M. POLINIÈRE.

Afin de dissiper complètement les doutes qui pourraient obscurcir encore quelques points du traitement des luxations dites congénitales du fémur; afin de répandre sur cet objet toute la lumière dont il est susceptible, le rapporteur de votre commission a cru convenable de placer sous vos yeux un triple tableau des symptômes et signes observés avant, pendant et après la réduction. Il espère que cette exposition pourra, malgré des répétitions obligées et des détails, peut-être un peu minutieux, de description et de mensuration, obtenir votre assentiment, s'il en ressort un nouveau degré d'évidence, but essentiel de nos recherches.

Symptômes avant la réduction.

1° Les sujets affectés de claudication étant étendus sur un plan horizontal, et les points symétriques du bassin situés sur une même ligne transversale à l'axe du corps, la distance qui sépare l'épine iliaque antérieure et supérieure de la malléole externe a été mesurée exactement à droite et à gauche, et cette distance s'est trouvée moins grande du côté malade d'une quantité qui a varié, chez les différents sujets, d'un pouce et quart à deux pouces.

2° Le grand trochanter est plus élevé et plus rapproché de la crête iliaque du côté malade que du côté sain; il est aussi plus saillant.

3° En fixant le bassin et en exerçant en même temps une traction sur le membre malade, on détermine son allongement.

4° Le mouvement d'abduction de la cuisse sur le bassin offre moins d'étendue du côté luxé ; on observe le contraire pour la rotation du membre en dehors.

5° Le pli de l'aine est enfoncé naturellement et se laisse déprimer par la pression du doigt, tandis que, du côté sain, les muscles de cette région sont soutenus par un plan solide.

6° Le malade étant debout, la fesse du côté luxé paraît moins arrondie, et le pli qu'elle forme est plus élevé.

7° Lorsque le malade marche, il semble que le membre luxé s'enfonce dans le tronc chaque fois qu'il sert d'appui au poids du corps. La région lombaire paraît fortement courbée en arrière.

8° Le membre malade est atrophié dans sa circonférence et a moins de force. Il est plutôt fatigué que le membre sain.

9° Chez deux sujets, le membre du côté luxé s'est montré *absolument* plus court que l'autre, c'est-à-dire qu'entre deux points saillants pris dans le membre lui-même, entre le trochanter et la malléole, par exemple, il y a moins de distance qu'entre les mêmes parties du côté sain.

Symptômes pendant la réduction.

Dans les six ou huit mois qui ont précédé la réduction, et pendant lesquels le membre luxé a été soumis à des efforts de traction plus ou moins prolongés, nous avons observé :

1° Le membre étant dans le repos, étendu, et non soumis aux forces extensives, la distance entre l'épine iliaque antérieure et supérieure et la malléole externe a augmenté d'autant plus, qu'on se rapprochait davantage de l'époque de la réduction.

2° Si l'on faisait marcher le malade, ou seulement si l'on rapprochait le bassin et le fémur par des efforts opposés, la brièveté primitive du membre se reproduisait.

3° A une époque rapprochée de celle où la tête fémorale a été rétablie dans sa cavité naturelle, il était difficile ou impossible, par ces efforts opposés, de raccourcir le membre. Cette manœuvre était empêchée comme par un obstacle placé au voisinage de la cavité cotyloïde.

4° Dans le même temps, les malades ont senti bien distinctement la tête frotter contre des surfaces inégales.

5° Dans la même période du traitement, les mouvements d'abduction étaient extrêmement limités; et, lorsqu'on voulait les forcer, cette tentative produisait de la douleur, correspondant à l'endroit du bassin comprimé par la tête du fémur.

Symptômes après la réduction.

1° Le membre mesuré avec un fil, de la manière indiquée précédemment, est égal à l'autre membre, ou même est plus long.

2° Dans deux cas, le membre a paru plus court de deux ou trois lignes; mais cela tenait à sa brièveté absolue, qu'il était facile de constater.

3° Au moment de la réduction, le malade a senti la tête entrer dans une cavité.

4° Le malade éprouve un sentiment de pression avec douleur derrière la région inguinale. Un léger mouvement fébrile survient et dure pendant quelques jours.

5° Avant la réduction, le malade redoutait l'extension. Maintenant il la désire, il craint de la voir cesser, parce qu'elle est le seul moyen de le délivrer de cette douleur inguinale.

6° Tous les muscles de la cuisse sont dans un état de tension remarquable, et les mouvements que l'on communique à ce membre sont difficiles et douloureux.

7° La région inguinale est devenue saillante. Si on la comprime avec les doigts, on se sent arrêté par une surface résistante.

8° Si, pendant que la pulpe des doigts est appuyée sur cette région, quelqu'un fait exécuter au membre un mouvement de rotation, on sent tourner sous ses doigts la tête du fémur.

9° Dans les premières semaines qui suivent la réduction, si l'on porte la cuisse dans une forte adduction, et qu'en même temps on la pousse en haut et en dehors, on reproduit la luxation avec tous ses signes; mais la réduction est toujours facile.

10° La flexion de la jambe sur la cuisse est incomplète, arrêtée qu'elle est par le muscle droit antérieur de la cuisse devenu relativement plus court, par suite de l'éloignement de ses points d'attache.

11° Quelques mois après la réduction, et lorsque le membre a été soumis à l'exercice du char, il prend plus de volume.

12° La douleur de l'aine disparaît.

13° Si le membre paraissait plus long au moment de la réduction, il finit par devenir égal à l'autre.

14° Au bout de deux ou trois mois de réduction, il devient impossible de reproduire la luxation.

15° Sauf les cas où le membre malade est *absolument* plus court que son congénère, la marche s'exécute avec facilité et sans claudication.

DISCUSSION

DU RAPPORT DE M. GERDY.

*Extrait du journal l'*EXPÉRIENCE.

M. BOUVIER a la parole. Il commence par protester de sa parfaite indépendance dans la question ; il n'a aucun intérêt personnel à ce que les luxations de la cuisse soient déclarées irréductibles ; il n'a devant les yeux que le seul intérêt de la vérité. De la longue et importante discussion à laquelle s'est livré M. Gerdy, il ne prendra qu'un point : c'est de savoir si l'enfant présenté par M. Pravaz est guéri. Mais d'abord il rappelle que, déjà, lorsqu'en 1835 une commission fut nommée par l'Institut pour examiner les malades chez lesquels M. Humbert annonçait avoir obtenu la réduction de luxations originelles, cette commission proclama les heureux effets obtenus par le moyen que proposait M. Humbert, et cependant on reconnut bientôt que les malades n'étaient pas guéris, puisqu'il y avait deux pouces de raccourcissement (1).

(1) Conclure de l'erreur dans laquelle est tombé M. Humbert, que je me suis trompé comme lui, n'est pas d'une logique bien sévère, surtout lorsqu'on ne peut ignorer que j'ai divulgué le premier les méprises dont l'existence et la nature avaient échappé à des médecins recommandables. Il semble que l'induction la plus naturelle à tirer était toute contraire, et qu'il y avait au moins présomption en ma faveur d'une attention scrupuleuse à éviter les illusions que j'avais signalées. Combien est-il encore plus rationnel de penser que des hommes aussi haut placés que MM. Sanson,

Dans une circonstance plus récente, M. Blandin crut à la réduction chez un malade amené par M. Humbert, et bientôt il reconnut son erreur. M. Bouvier lui-même déclare avoir été trompé une fois : c'est là ce qui l'a rendu méfiant et lui a ouvert les yeux sur ces prétendues guérisons.

Il n'a pas à examiner l'état du malade de M. Pravaz avant ou pendant le traitement, puisqu'à cette époque il n'a pas été soumis à l'examen de la commission ; et ici M. Bouvier pense que les membres de cette commission n'ayant pas examiné le malade en commun, mais séparément et successivement, l'examen a sans doute été superficiel et inattentif. D'ailleurs, on ne connaissait pas alors tous les signes de cette affection (1). Quoi qu'il en soit, d'après les ren-

Blandin, Nacquart, Gerdy, à qui l'on crie : *Prenez garde ! vous allez compromettre l'Académie ; l'avenir vous donnera un démenti ; le ridicule vous attend*, y ont regardé à deux fois avant de formuler *officiellement* une opinion qui n'aurait pas eu, en quelque sorte, pour eux l'évidence d'un théorème de géométrie ! En attaquant avec plus de vivacité que de logique le rapport de la commission, M. Bouvier est parvenu à prouver une seule chose, l'importance des faits que j'ai communiqués à l'Académie. Il est au moins douteux que ce fût là son intention. (*Note de M. Pravaz.*)

(1) Prétendre que la commission n'aurait apporté qu'une attention superficielle dans une question aussi importante, est une supposition purement gratuite, ainsi que le prouvera l'exposé suivant :

Dans la séance de l'Académie royale de médecine qui suivit immédiatement celle où j'avais présenté le sujet guéri par moi d'une luxation congénitale du fémur, M. Bouvier, qui ne veut pas qu'on fasse des découvertes en orthopédie et qui a quelquefois raison, car elles ne sont pas toutes de bon aloi, fit donner lecture d'une lettre par laquelle il contestait la réalité de la réduction que je prétendais avoir opérée. Cette opposition de la part d'un médecin qui jouit à juste titre d'une réputation de savoir et de talent, m'obligea à retarder de près de quinze jours mon départ de Paris ; car il m'importait de ne laisser derrière moi aucun nuage dans l'esprit de MM. les Membres de la commission ; je soumis donc de nouveau à leur examen le

seignements fournis par la commission elle-même, M. Bouvier se propose d'examiner successivement l'état de la marche, la longueur du membre, la conformation de la hanche et l'état des mouvements du membre, de prouver que la luxation n'a pas été réduite, et que l'enfant en question est toujours dans le même état.

jeune sujet que j'avais amené de Lyon, en appelant toute leur attention sur les circonstances *négatives* que M. Bouvier disait avoir observées, et en particulier sur la brièveté prétendue du membre jadis luxé. L'investigation la plus scrupuleuse, les mensurations les plus exactes répétées une seconde fois ne purent changer l'opinion de MM. les commissaires. Il est difficile de croire que la confiance de M. Bouvier dans celle qu'il soutient soit aussi entière et aussi ferme, quand on se souvient qu'il a décliné la proposition que je lui ai faite de déposer, en même temps que moi, une somme de 1,000 fr., qui serait abandonnée par celui de nous contre lequel prononcerait l'Académie, pour être consacrée aux frais d'une médaille d'or à décerner à l'auteur du meilleur Mémoire sur le traitement des luxations congénitales du fémur.

Quoi qu'il en soit, je puis renvoyer à M. Bouvier le reproche d'inattention et d'inexpérience qu'il a adressé à ses adversaires, car *ses souvenirs le trompent* lorsqu'il dit avoir mesuré comparativement les distances respectives qui séparent les épines antérieures et supérieures de l'iléon des malléoles externes correspondantes. Il *s'est borné* à rechercher le seul symptôme qu'il considère comme pathognomonique des luxations du fémur, savoir le mouvement de bascule de la tête articulaire, et ce n'est que *par induction* qu'il a pu conclure l'inégalité des membres inférieurs et les autres irrégularités qu'il mentionne. Or, il est facile de se tromper sur la réalité d'un mouvement de révolution qui ne se transmet qu'à travers une couche musculaire épaisse, ainsi que le prouve la dissidence qui existe entre M. Gerdy jeune et M. Bouvier. La mensuration *directe, géométrique* des extrémités pelviennes était un moyen de contrôle qu'il ne fallait pas négliger : elle a fourni à M. le Rapporteur un argument irréfragable pour renverser l'opinion de M. Bouvier ; car, si elle montre que les membres inférieurs sont égaux, on ne peut admettre l'existence du mouvement de bascule. (*Note de M. Pravaz.*)

1° *La claudication persiste.* On a dit qu'il y avait un peu de raideur dans la marche. Mais cette raideur ne serait-elle pas de la claudication? M. Bouvier est très-porté à le penser; en tout cas, elle est à peine marquée; et il arrive en effet qu'après les moyens de traitement employés contre les vices de conformation dont il s'agit, la claudication devient moindre, parce que le sujet s'incline du côté malade.

2° *Longueur du membre.* Les uns disent l'avoir trouvé plus long, les autres aussi long, je puis bien, dit M. Bouvier, l'avoir trouvé plus court. L'enfant étant couché, les crêtes iliaques n'étaient pas sur la même ligne; le malade étant placé debout, ces mêmes éminences osseuses n'étaient pas de niveau. La commission s'est donc trompée en affirmant que le membre du côté malade était un peu plus long que celui du côté sain. Et pour prouver qu'il est très-facile de se tromper à cet égard, M. Bouvier fait voir la moitié inférieure du corps, moulée en plâtre, d'un sujet affecté de luxation originelle (mais la saillie très-prononcée de la hanche droite, la situation des deux rotules, dont la droite est de près de deux pouces plus élevée que la gauche, différence appréciable d'une extrémité de la salle des séances à l'autre, nous semblent prouver précisément le contraire de ce que veut démontrer M. Bouvier).

3° *Conformation de la hanche.* Le grand trochanter est plus saillant et plus élevé que celui du côté opposé; il est aussi plus rapproché de la crête iliaque. Et, signe fort important à noter, en palpant avec soin la fesse du côté malade, on sent encore la tête du fémur.

4° *Mouvements du membre.* L'état de l'enfant n'a pas varié à cet égard, les mouvements d'abduction sont peu étendus, la marche est gênée. Plus tard, le bassin reprendra son ancienne direction, et les phénomènes de la luxation se reproduiront. Ainsi, M. Bouvier conclut en disant qu'il n'y a là qu'un semblant de réduction dont le temps va se charger de faire justice (1).

M. Double a la parole pour un fait personnel : c'est relativement à la commission de l'Institut qui, au dire de M. Bouvier, aurait été trompée sur les prétendues réductions de M. Humbert ; la commission n'a pas dit qu'il y eût guérison, et l'Institut n'a pas accordé de récompense à M. Humbert pour cela, mais bien pour un instrument fort ingénieux destiné à mesurer la longueur des membres.

M. Blandin adopte de tout point les assertions émises par M. Gerdy. On m'a reproché, dit-il, de m'être trompé au sujet d'un malade présenté par M. Humbert ; mais ce que l'on n'a pas dit, c'est que le malade n'ayant été soumis à aucun examen sérieux, il m'avait fallu m'en rapporter aux apparences, et que dès-lors il m'avait été facile de me tromper ; plus tard, un examen attentif m'a bientôt permis de reconnaître l'erreur dans laquelle j'étais tombé. Une chose certaine cependant et qu'il ne faut pas oublier ici, c'est que ce malade avait ressenti une grande amélioration : la marche était plus facile, le membre était moins court, etc.

(1) C'est aussi au temps qui consolide les vérités, comme il renverse les erreurs, que j'en appelle pour donner pleine raison au jugement de l'Académie contre quelques oppositions plus ou moins compétentes, ou libres de préoccupations personnelles. Depuis l'adoption du rapport de M. Gerdy, un commencement de succès a couronné de nouveau ma persévérance dans un cas de double luxation congénitale des fémurs, la réduction ayant été déjà opérée d'un côté. Lorsque cette observation sera complète, l'Académie en recevra communication sous la garantie de MM. Marjolin et Blandin, qui ont examiné le sujet et jugé qu'il pouvait être guéri, bien que M. Bouvier eût prononcé son incurabilité. (*Note de M. Pravaz.*)

Pour prouver que la réduction n'était pas possible, M. Bouvier a dit que la tension de la partie inférieure du ligament capsulaire s'opposait à la rentrée de la tête de l'os dans sa cavité; mais M. Bouvier s'est lui-même chargé de démontrer le contraire, car il a présenté à l'Académie une pièce dans laquelle la réduction était très-possible, en fléchissant un peu le fémur sur le bassin. Quant au malade de M. Pravaz, M. Blandin, quoi qu'en ait dit M. Bouvier, l'a examiné avec le plus grand soin, avec la plus minutieuse attention, et il est parfaitement convaincu que la réduction a eu lieu.

M. Velpeau appuie les conclusions du rapport; il a, lui aussi, été à même de voir l'enfant traité par M. Pravaz, et il a pu s'assurer, par les plus exactes recherches, que la luxation était réduite. Mais, d'ailleurs, la preuve réclamée par M. Bouvier existe; le temps, a-t-il dit, doit démontrer si la luxation est réduite. Eh bien! il y a deux ans que la cure a eu lieu; la lettre de M. Gerdy frère démontre clairement qu'elle persiste : que faut-il de plus?

M. Gerdy. Les paroles de M. Blandin et de M. Velpeau allégent singulièrement ma tâche; je ne répondrai donc que peu de chose à M. Bouvier. M. Bouvier prétend n'avoir point jugé d'après des idées préconçues; cependant, vous le savez, il s'est depuis long-temps prononcé pour l'incurabilité des luxations congénitales. Il prétend que la commission de l'Académie des sciences s'étant trompée, celle dont j'ai l'honneur d'être rapporteur pourrait s'être trompée aussi : sans doute, nous ne sommes point infaillibles; mais cela ne suffit pas pour prouver que nous nous soyons trompés en effet. D'ailleurs, comme vient de le prouver M. Double, la commission de l'Académie des sciences n'est point tombée dans l'erreur; elle s'est bornée à attester que M. Humbert avait obtenu des résultats heureux, ce qui n'a été contesté par personne. Sans doute, la commission n'a pas constaté la luxation avant le traitement, mais M. Bouvier soutient qu'elle existe encore. La résistance des faisceaux fibreux, dont parle M. Bouvier, ne peut être un obstacle invincible à des machines dont la puissance peut être infinie. La commission, dit-on, ne s'est pas assemblée; eh! qu'importe, puisque tous les membres ont examiné le malade séparément; elle ne parle donc pas seulement d'après les observations des chirurgiens de Lyon et de M. Gerdy jeune, mais ce sont des témoignages puissants qu'on ne peut pas négliger.

L'observation, dit M. Bouvier, manque de la sanction du temps; mais il convient donc lui-même que la luxation est réduite; aussi seulement il attend l'avenir pour savoir si cette réduction persistera : c'est ce que nous avons dit nous-mêmes. Il prétend que le mouvement de bascule est indispensable au diagnostic des luxations; cependant, Paletta, Dupuytren et tant d'autres en ont reconnu avant que ce symptôme eût été lui-même découvert; et, d'ailleurs, les luxations dans lesquelles la tête du fémur est enfermée dans un cotyle supplémentaire osseux n'offrent pas ce phénomène et n'en sont pas moins reconnaissables.

M. Castel soutient qu'il n'existe pas de luxations congénitales et que la tête n'est jamais sortie de sa cavité, puisqu'elle n'y a jamais habité; il se fonde sur cette brillante et lumineuse subtilité pour soutenir que les réductions sont impossibles.

M. Bouillaud fait part à l'Académie des scrupules qui lui sont survenus. La commission n'a pas vu le malade avant le traitement; elle ne l'a vu qu'après, et alors elle n'était pas instruite des signes que M. Bouvier regarde comme pathognomoniques; il y a désaccord relativement à la longueur du membre, et M. Bouillaud penche à croire que la commission a bien pu se tromper, plutôt que M. Bouvier, qui a l'habitude de ces mensurations. Il faut donc user d'une sage réserve et ne pas donner son approbation à une réduction qui n'a peut-être jamais eu lieu.

M. Blandin relève avec chaleur les assertions de M. Castel, dont il démontre l'absurdité, et celles de M. Bouillaud, auquel il fait voir qu'il n'y a pas ici de spécialité; que les chirurgiens sont aussi habitués que les orthopédistes à voir des luxations, et même des luxations de toutes sortes; que chaque jour ils sont appelés à mesurer des membres pour des fractures du col du fémur, des déplacements de cet os, des lésions du bassin, etc., etc.; qu'ils ont donc au moins autant, sinon plus d'habitude des mensurations que les orthopédistes eux-mêmes. Quant au signe invoqué par M. Bouvier, M. Gerdy l'a déjà prouvé, il n'est pas pathognomonique, et même après la réduction on peut encore sentir la tête de l'os, puisque, comme l'a dit aussi le rapporteur, la cavité n'étant pas encore profondément creusée, l'extrémité arrondie du fémur est encore appréciable à travers les téguments et les muscles de la fesse amaigrie. Enfin, quoi qu'on en ait pu dire, ces signes sont très-faciles à constater, et il ne faut pas une expérience bien longue pour les connaître.

M. Bouvier revient encore sur ses mêmes arguments et décline l'autorité de M. Gerdy jeune, qui n'était pas juge dans la question.

M. Gerdy commence par répondre que M. Bouvier a tort de rejeter les documents transmis par son frère, puisque lui-même, M. Bouvier, avait consenti à sa mission et lui avait montré ce mouvement de bascule; et voilà qu'aujourd'hui M. Bouvier vient rejeter un témoignage qu'il a lui-même accepté. Quant à M. Bouillaud, M. Gerdy ne comprend pas qu'il puisse mettre en balance l'opinion de M. Bouvier, seul en contradiction avec des hommes aussi éclairés que MM. Blandin, Marjolin, Velpeau, Sanson, etc., qui ont vu le malade et reconnu que la luxation n'existait pas.

Bientôt un débat fort animé s'engage au sujet de l'adoption du rapport. MM. Bouillaud, Castel et Bouvier ne veulent pas que l'Académie assume la responsabilité d'une approbation erronée. MM. Gerdy et Blandin soutiennent avec vivacité que l'Académie ne doit pas se montrer arriérée et ennemie des progrès et de l'humanité ; il y a eu succès et succès très-marqué ; pourquoi donc la décision de l'Académie viendrait-elle enlever aux personnes atteintes de cette fâcheuse difformité l'espérance d'une guérison qu'elles peuvent obtenir ? Enfin, en dépit de l'opposition de quelques membres que nous avons nommés, le rapport est mis aux voix et adopté.

www.ingramcontent.com/pod-product-compliance
Ingram Content Group UK Ltd.
Pitfield, Milton Keynes, MK11 3LW, UK
UKHW020313220726
13923UKWH00003B/1131